看護のための
シミュレーション教育
はじめの一歩ワークブック

第2版

阿部 幸恵・著

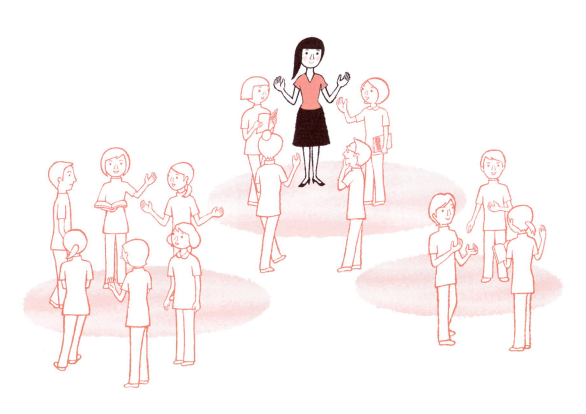

日本看護協会出版会

はじめに

　現在，看護学の基礎教育・卒後教育においてシミュレーション教育の導入が進んでいます。「教育」といわれると，どうも教員や臨床指導者らが学生や後輩に提供するもののように思ってしまいがちですが，シミュレーション教育とは，看護を志す学生からエキスパート看護師まで，看護に関係するすべての人たちが自分自身やチームの実践力を向上させることができる学習またはトレーニングの1つの方法です。

　看護学生である皆さん，どんなシミュレーションをしていますか？　たとえば，実習に行く前に，明日のケアについて計画を立てて紙面で展開したり，友達を相手に受け持ち患者さんに行うケアを実習室で練習したりしているでしょうか？

　新人看護師の皆さんはどうでしょう？　明日行う患者さんへの検査の説明を指導者相手に練習したり，急変が起きたことを想定して先輩と一緒に動きを確認したりしているでしょうか？　さらには病院の職員全員で災害が起きたことを想定して防災訓練を行っているでしょうか？

　このように，従来，看護師はどのような状況下でも患者さんによりよい看護を提供できるように，個人のスキルを実習室で練習したり，チームの連携を「もし，○○な状況になったら」と仮定して動いてみるといった訓練を行ってきました。それらも，実際の臨床現場ではないという点では，シミュレーションといえます。

　しかし今，導入が進むシミュレーション教育は，従来行われてきたような，技術の手順や急変時の動きを指導者が教えて学習者が覚え込むためのトレーニングであったり，シミュレーション下で技術を評価されるといった，指導者が与えたり評価したりする，「指導者→学習者」という一方向のものではないというところが，大きな特徴です。

　シミュレーション教育は，学習者が「なりたい自分になれるように設計された教育」です。つまり，学習者のニーズから発し，学習者がシミュレーションでの体験とその振り返りで主体的に学習し，自らの成長を感じるということをとても大切にしています。

　ですから，シミュレーション教育での指導者は，教育を計画する段階から学習者と双方向的な話し合いを重ね，彼らの日常の姿をよくみて，学習者が興味をもって取り

組むことのできる教育を計画します．そして，学習者がシミュレーションを行っている間は彼らが目標に到達するように，学習者の思考や感情に寄り添って計画的に導いていきます．さらに，シミュレーション後の振り返りでは，時として互いに臨床では突き詰められない看護観，プロフェッショナリズム，倫理観なども見つめることのできる場となるよう計画します．

　このワークブックは，2013年に発行した第1版を改訂したものです．全体的な流れは変わっていませんが，追記したものを中心に，本書の内容を紹介しておきましょう．

　「Ⅰ．シミュレーション教育の基礎を知ろう！」では，近年，医療者教育に導入が進むシミュレーション教育の定義と，この教育が必要となった背景を，実践力と安全の側面から解説しています．そして，私がシミュレーション教育で育みたいと考えている能力をわかりやすく提示しています．さらに，この教育を支える理論，模擬的な環境を作り出すために必要なもの，この教育の利点と限界，そして，この教育特有に使用され，初心者にはわかりにくいと思われる用語の解説をしています．指導者と学習者双方で読み合い，シミュレーション教育の基本を理解できるようにしてあります．

　「Ⅱ．シナリオを作ろう！」では，シナリオの書式を使って，目標の設定，シチュエーションの細かな設定，学習環境の提示の仕方などを解説しながらシナリオを一緒に作成していきます．第2版では，私が最近使用しているシナリオフォーマットを使って，よりわかりやすく解説しています．また，少人数の学習者を対象にする場合と，大人数を対象とする場合の計画の仕方についても説明を加えました．

　さらに「Ⅲ．シミュレーション教育の指導のコツ」では，事前学習を準備する際の注意点，シミュレーションに入る前の導入であるプレブリーフィング，シミュレーション中，そして学習の場となるデブリーフィングでの指導者のかかわり方について，陥りやすい失敗を念頭に，指導のコツを解説していきます．

　それぞれの項目ごとに，私がよく受ける質問とその回答（Q&A）もまとめてありますので，参考にしてください．

この改訂されたワークブックを中心にして，指導者も学習者もわいわい話し合いながら，効果的なシミュレーション教育・学習を作っていただきたいと思います。

　学ぶ者はいずれ教える者となる。教える者は，学ぶ者。教える者が常に学習者の視座に立ち，教えることから学ぶ姿勢をもち続けて進むことが，次世代を真に育む。
　看護する者は，いずれ看護される者となる。看護する者が，どれだけ患者の視座に立ち，自らの看護を振り返りつつ研鑽を積んだか，次世代を担う看護師を育んだかが，自らが受ける看護につながっていく。

　シミュレーション教育の素晴らしいところは，看護をともに学び，看護観を分かち合うことができるところです。

2016年　阿部幸恵

目次

看護のための シミュレーション教育はじめの一歩ワークブック 第2版

はじめに……………………………………………………………………………… iii

I シミュレーション教育の基礎を知ろう！ 1

A なぜシミュレーション教育が必要なのか？……………………… 2

- A-1 変化する社会のニーズに応えるために ……………………… 2
- A-2 求められるコンピテンシー ……………………………………… 4
- A-3 看護における実践力とは？ ……………………………………… 5
- A-4 患者の安全を守るシミュレーション教育 …………………… 8

B シミュレーション教育を支える理論……………………………… 9

- B-1 Edgar Dale の「経験の円錐」 …………………………………… 9
- B-2 Kolb の経験学習理論 ……………………………………………… 9
- B-3 構成主義的学習理論 ……………………………………………… 10
- B-4 観察学習理論 ……………………………………………………… 11
- B-5 ID（インストラクショナル・デザイン）理論 ……………… 11

C シミュレーション教育を企画する前に知っておきたい基本…… 12

- C-1 評価と学習：大切な2つの側面 ………………………………… 12
- C-2 シミュレーションによる学習の種類 …………………………… 13
- C-3 シミュレーション教育の流れ（学習の場合）………………… 14
- C-4 シミュレーション教育のステップ ……………………………… 15
- C-5 シミュレーション教育における忠実度（fidelity）…………… 18
- C-6 シミュレーションの利点と限界 ………………………………… 22
- C-7 シミュレーション教育の基本的な用語 ………………………… 23

Ⅱ シナリオを作ろう！　27

Step 1　シミュレーションで取りあげたい状況を書き出してみよう 29
Step 2　学習者を決めて，目標を設定しよう 33
Step 3　シミュレーションでの状況・課題・事前学習を決定しよう 36
Step 4　教材や環境を決めよう 41
Step 5　プレブリーフィングやシミュレーション中にどのようにかかわるか決めよう 44
Step 6　デブリーフィングガイドを作成しよう 54
Step 7　評価方法を考えよう 57
Step 8　シナリオのテストランをやってみよう 59

Ⅲ シミュレーション教育の指導のコツ　65

A　トレーニング当日までの準備 67

コツ1　事前学習は少なめに！学習できる量と質に絞る 67
コツ2　学習環境・物品・教材の準備はしっかりと！ 68

B　上手なプレブリーフィングのために 70

コツ1　環境・物品・教材・ルールをきちんと説明しよう 70
コツ2　学習者をその気にさせるプレブリーフィングを！ 71
コツ3　シミュレーションで遭遇する患者さんの状態や状況，課題と制限時間，自分の順番を学習者がしっかり理解してから行おう 72

C　いざ，シミュレーション！ 74

コツ1　タイミングのよいキューイングとプロンプティングを！ 74

D さあ，デブリーフィング！ … 79

- コツ1　評価しない態度とねぎらう言葉，リラックスできる雰囲気作りを！ …… 79
- コツ2　全員でのディスカッションへと持って行こう … 80
- コツ3　資料を効果的に使おう … 82
- コツ4　シミュレーションの場に戻って振り返ろう … 83
- コツ5　失敗を学びに変える，試行錯誤の奨励！ … 84
- コツ6　1回のデブリーフィングで欲張らない！ … 88
- コツ7　枠組みの利用と時間管理をしっかりと！ … 91
- 注意点 … 93

E シミュレーション教育の指導者に求められるスキルとは … 96

シナリオ作りに関するQ&A	62
事前準備に関するQ&A	69
シミュレーションに関するQ&A	78
デブリーフィングに関するQ&A	94
指導のスキルに関するQ&A	97

おわりに … 101
索引 … 103

別冊　シナリオ集（シナリオ例①〜⑤／シナリオ評価表例）………… 巻末綴込

I

シミュレーション教育の基礎を知ろう！

A なぜシミュレーション教育が必要なのか？

A-1 変化する社会のニーズに応えるために

　シミュレーション教育とは，模擬的な状況の中で，学習者としての個人やチームが医療を経験し，その経験に基づいて，最善の医療を実践するにはどのような専門的な知識・技術・態度を備えていなければならないのかを，学習者同士のディスカッションを中心に，関連資料を活用したり，指導者からのフィードバックを参考にしながら医療者としての能力を向上していく教育です。

　そのような教育がどうして近年導入されるようになったのでしょう？　大きく分けて，次のような背景があると私は考えています。

　すなわち，①社会の変化をいち早くとらえる「生涯学習する力」と，②社会のニーズに合った医療を提供できる力（実践力）が問われるようになってきたということです。

■どのような場でも専門家として技術を提供できる力

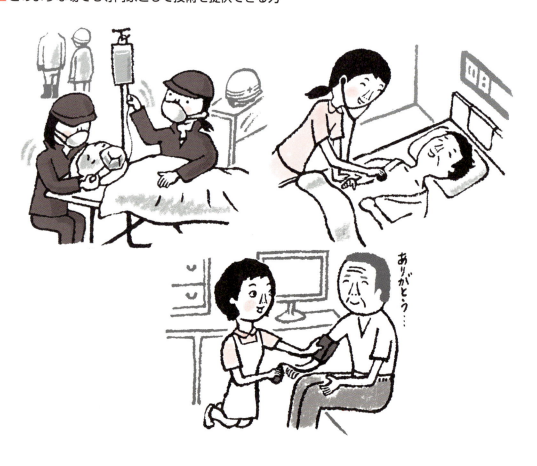

私は看護師となって30年近くになりますが，わが国における医療を取り巻く環境は，私が看護学校を卒業した頃からは大きく変わりました。

医学や科学の進歩に伴って，提供する医療は高度化しています。また，少子・超高齢社会の進展，在院日数の短縮化などによって，医療機関や施設，在宅と，看護を提供する場も広がりをみせています。さらに，個人が望む生活の質や生き方といった価値観も多様化しています。このような変化の中で私たち看護師は，医療を必要としている人々の要望に沿って，安全や倫理を踏まえた最善の医療を，他職種と連携をとりながら提供していかなければならなくなってきました。

そのためには，学生のときから「生涯にわたって」常に時代や社会の変化をとらえて自ら研鑽していくことが必要となります。私たちは，看護の経験年数を問わず自らを常に振り返り，専門職者としての知識や技術を磨かなければなりません。

看護を実践する力は経験と研鑽を積むことで高まっていきます。「息が苦しい」と訴える喘息の患者さんに対して，経験1年目の看護師ができること

■ **実践力は経験と研鑽で高められる**

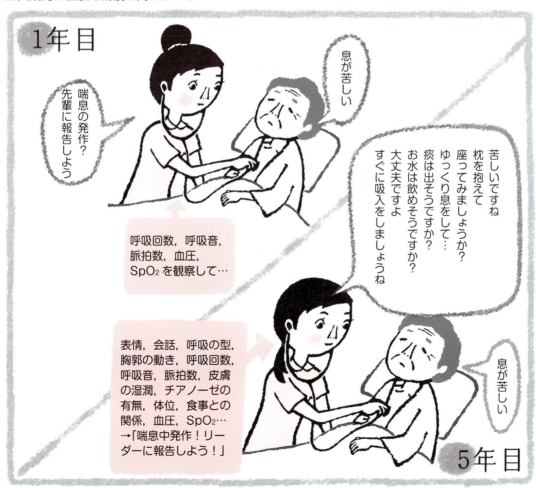

と5年目の看護師ができることは違うのです。また，各施設・各部署や科の患者さんの個別性を考慮しないような業務しかできない看護師になることではなく，経験を積むごとに看護師として考え，実践できる人となることを目指さなければならないでしょう。それが社会のニーズに応える実践力につながっていくのです。

A-2　求められるコンピテンシー

　現在，医療者の基礎教育と卒後教育が大きく変わってきています。看護学においても同様です。そして，この教育改革は，世界的な教育改革の流れの中にあります。世界では，現在，初等教育から高等教育にかけて，新しいスキルを身につけた人材をいかに育てるかが重要な課題となっています。それは，急速な社会の変化が大きく関係しています。

　国立教育政策研究所が2013年に発行した「教育課程の編成に関する基礎的研究　報告書5」では，社会の変化を「グローバル化」「資源の有限化」「少子高齢化」「知識基盤社会の進展」「情報通信技術の高度化と利活用」「コミュニティを基盤とする社会への転換」としています。そして，これら社会の変化が突き付けてくる新しい課題に答えを出せる人の育成が重要であるとして，これからの教育は，断片化された知識や技能を身につけさせる教育から，社会を生き抜く人間の全体としての能力（コンピテンシー competency）を身につけられる教育へと変わっていかなければならないと，教育改革の世界的潮流を説明しています。

　このコンピテンシーという概念は，経済協力開発機構（OECD）の国際学力調査の一つ，生徒の学習到達度調査（PISA）の開発でも，「キーコンピテンシー」という形で使われるようになっていますし，世界の多くの国がそれぞれの国民に求めるキーコンピテンシーを定めて，教育政策を進めています。国別の違いはありますが，キーコンピテンシーには，大きく分けて，「情報テクノロジーを扱う能力も含めた基礎的なリテラシー」「批判的な思考と問題解決型思考，創造的思考，などの認知スキル」「コミュニケーション，協働，などの社会的スキル」などがあります。さらに，世界共通の教育評価基準策定のための国際的なワーキンググループ（ATC21s）が2009年から発足しており，これからの社会を生きる人に必要なスキルを「21世紀型スキル」として，以下のように定義しています。

　①思考の方法（Ways of Thinking）
　　（1）創造力とイノベーション
　　（2）批判的思考，問題解決，意思決定
　　（3）学びの学習，メタ認知（認知プロセスに関する知識）

②仕事の方法（Ways of Working）
　　(4) 情報リテラシー
　　(5) 情報通信技術に関するリテラシー（ICTリテラシー）
③仕事のツール（Tools for Working）
　　(6) コミュニケーション
　　(7) コラボレーション（チームワーク）
④社会生活（Skills for Living in the World）
　　(8) 地域と国際社会での市民性
　　(9) 人生とキャリア設計
　　(10) 個人と社会における責任（文化的差異の認識および受容能力を含む）

こうした世界の教育の変化を学ぶと，今，まさに日本の看護界も含めた医療界が突き当たっている，人材育成の壁への解決策が垣間見えるように思えます。

「わかるだけでなく，行動できる人」「鵜呑みにするのではなく，考えて動く人」。そんな人材を看護界も求めています。おそらく，それが「実践力」をもった人，ということになると思うのです。

A-3　看護における実践力とは？

さて，「実践力」とは，具体的にどのようなことですか？　どのような能力を備え，培わなければならないのでしょうか？

「患者さんの状態をみてきて！」と指導者から依頼された新人看護師が，次ページのイラストのように体温の値だけを報告しに来たとします。おそらく指導者は，自分が患者さんの状態をアセスメントするのに必要な情報をあれこれ質問するでしょう。実際に自分の目で確認するために訪室するかもしれません。イラストのように，訪室した患者さんのベッド周囲の環境が整備されていないこともあるかもしれません。これでは，この新人看護師に実践力があるとはいえません。

私は，図Ⅰ-1に示す能力をもった看護師が，実践力を発揮できると考えています。そのために，OJT（臨床）で後輩からの報告を受ける際には，できるだけ「患者さんの全体を，どの程度観察したのか？」「どのような看護をしたのか？」ということを日々のかかわりで問いかけましょう。経験年数が浅いほど，報告時に求められる値（バイタルサインの値，排液量，尿量，点滴の残量や速度など）を観察することのみにとらわれたり，業務をこなすことのみで精一杯になります。多忙な中にあっても，日常の業務の中で後輩たちが（自分たちも）個々の患者さんに応じた看護を考える時間を意図的に作ってください。ただ，そうはいっても臨床現場は，多忙です。心がけると

I. シミュレーション教育の基礎を知ろう！

■ 実践力とは？

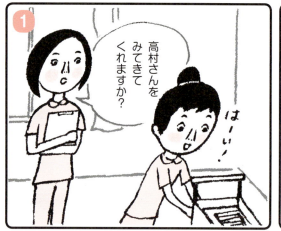
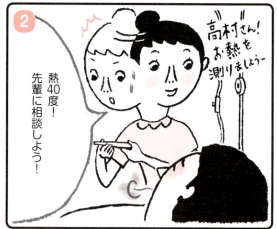
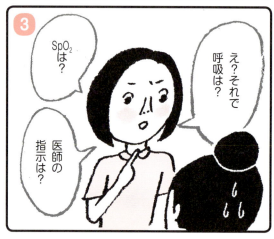
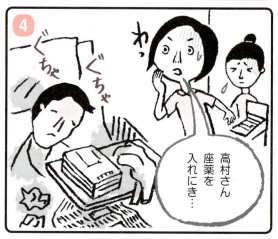

図 I-1 ● 看護師に必要な能力

- 最初の情報から患者の問題を予測する力
- 予測したことを念頭に，さらに情報を収集する力
- 専門的知識に基づいて情報の分析とアセスメントができる力
- アセスメントに基づいて看護師としての行動を判断し，実行する力
- 自己・他者（チームも含む）を評価する力
- 医療者としてのコミュニケーション能力（プレゼン能力含む）
- 生涯研鑽し続ける能力

倫理　安全

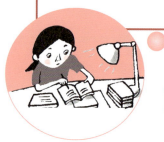
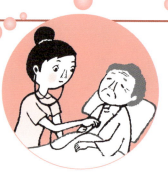
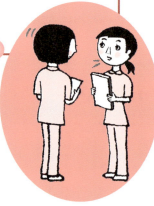

しても限界はあるでしょう。ですから，Off-JTでのシミュレーション教育が重要となっているのです。シミュレーション教育では，学習者のレディネスに合った目標を定めて，シミュレーションで経験し，その後の振り返りで「批判的・問題解決型思考と協働」についてじっくりと学び，実践力を育むことができます。また，先輩から後輩へ，看護を伝える場にもなるのです。

5つのマイクロスキル

シミュレーションでの学びを臨床に活かすために，最近私は，シミュレーションで使用した評価表を，臨床で同じような患者さんに遭遇したときの振り返りに使ったり，「5つのマイクロスキル」という技法を使ったりしています。この「5つのマイクロスキル」というのは，医学教育で行われている「1分間指導法（One-Minute Precepting：OMP）」の中で取りあげられています。

1分間指導法とは，学習者の思考過程やレベルを把握し，知識・態度の強化や修正を短時間で行うという意味です。以下に「5つのマイクロスキル」を示します。

①行ったことや考えを言わせる（何をしたの？ どう考えたの？→「骨折してはいないかと，転倒してぶつけたところを触ってみました」）

②根拠（知識）を引き出す（なぜそう考えるの？）

③一般原則を教える（一般論はね……，と骨折の特徴と骨折による出血などの資料を一緒に読む，私の経験では……だけど，と経験を語る）

④正しくできたことを認める（……はできていたね→「応援をすぐに呼べたのはよかったね」）

⑤間違いを訂正し，さらなる学習をすすめる（……はこのほうがよいね→「床で転倒していたので保温に努めたり，患者の脈をとりながら状況を説明するなど，スキンシップを図って不安の軽減もできるとよかったね」）

この5つのステップでシミュレーションでの経験を振り返ります。そして，実際の臨床でも，シミュレーションで学んだ同様のケースに遭遇したときに，ちょっとした仕事の合間にこの5つのマイクロスキルを使って振り返ります。臨床での経験を教材化するということです。その際には，シミュレーションで学んだ資料を使って知識を再度整理することで，シミュレーションと臨床をつなげていくことができます。③の「一般原則を教える」というところは，指導者が，そのときに，シミュレーションで学んだ何を選択して，短く教えることができるかが問われます。短い時間での指導を考えることで，指導者のスキルアップにもつながります。

A-4　患者の安全を守るシミュレーション教育

　シミュレーションと医療安全の歴史は古いです。

　アメリカの看護学教育では，1950年代頃から，学生たちが安全な環境で知識を学び，技術を練習する実習室が作られるようになり，1960年代には，個人の技術を向上するタスクトレーナーなどでの練習も始まったそうです。医療者教育の中でも，看護学教育におけるシミュレーション教育の歴史は古いといえます。医学教育においては，麻酔科が早期にシミュレーション教育を始めています。どちらもはじめは，個人の技術のトレーニングが中心だったようですが，1980年頃から，医療過誤の原因が，個人の技術ミスよりも，ノンテクニカルスキル（コミュニケーション，チームワーク，リーダーシップなど）にあることがわかり，チームでのトレーニングが重んじられるようになりました。そこで注目されたのが，航空業界が行っていたCrew Resource Management（CRM）の概念です。そして，医療者教育におけるシミュレーション教育に，航空業界や軍隊が行っていたシミュレーション教育が導入されるようになったのです。シミュレーション教育で使われている「プレブリーフィング」や「デブリーフィング」という言葉もその影響を受けています。

　医療者教育におけるシミュレーション教育は，当初は，特定の分野でのみの導入でした。広く医療者教育全般へ導入する契機となったのは，1999年に発刊された『To Err Is Human（人は誰でも間違える）』[1]です。これは，アメリカで医療過誤の原因分析を行った米国医療の質委員会（Committee on Quality of Health Care in America）が発刊したもので，医療過誤による患者の死亡数の多さを公表し，医療におけるシミュレーション教育の重要性を説いたものでした。これを機に欧米の医療者教育にシミュレーション教育が広まったのです。同じ1999年に日本でも大きな医療事故が相次いで報道されたのは，多くの医療者の記憶に残っていることでしょう。日本では，すぐにシミュレーション教育を導入する動きには至りませんでしたが，欧米で広まった，「患者の安全を守るため」「医療安全の質を向上させるため」のシミュレーション教育の波が日本にも押し寄せてきて広まり，現在，導入が進んでいるのです。

B シミュレーション教育を支える理論

B-1 Edgar Daleの「経験の円錐」

　体験から学ぶことが効果的であるという話題でよく登場するのがEdgar Daleの「経験の円錐 cone of experience」です。これは，学習で使用する教材のタイプを図式化したものです[2]（表Ⅰ-1）。一番上に文字のみによるテキストがあり，下に行くほど教材が具体的になります。このDaleの「経験の円錐」を日本に紹介した波多野完治は，経験の円錐を下から上（経験から理論的な概念へ）へ昇る，また，上から下へ（理論的な概念から経験へ）下るという2つの学習を結びつけることがよいといっています[3]。つまり，抽象度の高い言語的な教材（テキストなど）と，具体的な教材（経験）を併用することで学習者の理解が深まるということです。

　さらに，Daleの経験の円錐は，「学習のピラミッド」という形で紹介されることがあります。表Ⅰ-1の右欄に示したように，言葉で書かれたテキストをただ読むよりも，実物をみたり実際に経験するほうが，より知識や技術の定着率がよいというのです。

B-2 Kolbの経験学習理論

　経験学習の理論を打ち出した代表的存在がDavid A. Kolbです。彼の理論は，シミュレーション教育において，最も重要な理論です。Kolbは学習を以下の4つに整理し，図Ⅰ-2に示すようにこれらのサイクルを繰り返すことで身についていくとしています。

　①具体的な経験（Concrete Experience：CE）
　②経験の振り返り。内省的な観察（Reflective Observation：RO）
　③経験の概念化。経験を振り返ることで知識と技術を統合する。抽象的な概念化（Abstract Conceptualization：AC）
　④積極的経験。③で得られたものを新たな状況に適応させてみる（Active Experimentation：AE）

　シミュレーション教育では，模擬的環境下での経験（シミュレーション）後の振り返りと概念化が大切になってきます。これを，デブリーフィング Debriefingといいます。

表 I-1 ● 経験の円錐・学習のピラミッド

かかわり方		2週間後に覚えている割合
受動的	読む	読んだことの 10%
	言葉を聞く	聞いたことの 20%
	写真を見る	見たことの 30%
	テレビ・映画を見る	聞いたり見たりしたことの 50%
	展示を見る	
	実演を見る	
	実際の現場を見学する	
能動的	討論に参加する	言ったことの 70%
	そのことについて話をする	
	体験を劇化してやってみる	言ったり行ったりしたことの 90%
	実体験を真似てやってみる	
	実際に体験してみる	

図 I-2 ● 経験学習理論のサイクル

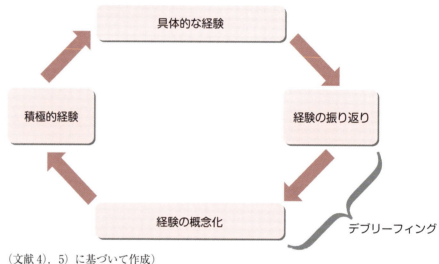

（文献 4），5) に基づいて作成）

B-3 構成主義的学習理論

　学習者たちが，能動的に知覚を通して学習し，彼ら自身によって理解を組み立てるような形の学習，あるいは学習者たちの中に既に存在している概念を使って学習をしていくような学習の方法を，構造主義的学習といいます。この理論での指導者の役目は，学習者がある対象における事実や考えを見つけたり，既習の知識を想起するのを手助けすることです。

B-4 観察学習理論

観察学習理論は，Banduraの社会学習理論です。直接経験を通しての学習ではなく，他者の行動を観察するだけで代理強化となり，行動変容を引き起こす学習のことです。デモンストレーションをして，それをそのとおりに再現する学習（従来，技術教育で行われていたような学習）を模倣学習といいますが，それが，指導者の行動を機械的に再生する学習であるのに対し，観察学習は，認知的要素も加えた学習となります。役割・判断・言語行動などに関して，学ぶことができます。デブリーフィングで実施する，学習者以外を観察者とする手法は，この理論を使っています。また，この観察学習の理論に基づいて，急変場面などの動画を視聴し，どのように対応するか，何が起きたと考えるかなどを学ぶ，動画を使ったシミュレーションなども行っています。

B-5 ID（インストラクショナル・デザイン）理論

ID理論は，学習者のパフォーマンスに焦点を当てた目標を立てて，教育を組み立てていく段階で，常に評価・修正を行う（デザインしていく）という考え方です。具体的には，以下に示すADDIEモデルで教育をデザインしていきます。

①Analyze：学習者のニーズやレディネスを分析する。
②Design：パフォーマンスに焦点を当てた目標・評価基準を決めて教育方略を決める。
③Develop：教材や評価を開発する。
④Implement：実際に学習者に実施する。
⑤Evaluate：評価を行う。

この理論でシミュレーション教育を考えると，シミュレーションは，学習者のニーズやレディネスを考えて決める教育方略にすぎません。ですから，学習者が身につけてほしいスキルによっては，他の方略（e-learning，グループワークなど）がよいということもあるのです。その点で，学習者のニーズやレディネスの分析と学習目標がとても大切になってきます。

C シミュレーション教育を企画する前に知っておきたい基本

C-1 評価と学習：大切な2つの側面

　臨床を模擬的に想定して体験から学ぶシミュレーション教育には2つの側面があります。1つは実際の患者さんの前では評価できない実践力を評価するという側面です。技術試験や客観的臨床能力試験（Objective Structured Clinical Examination：OSCE）などがそれにあたります。このシミュレーションにおいて，受験者は，失敗しないようにうまくやらなければ高得点になりません。もう1つは，想定した環境でシミュレーションを行って，そこで起きたことや考えたことを振り返って知識や技術をより深く学ぶという学習の側面です。この場合には，**学習者はシミュレーションでいっぱい失敗してよい**のです。**失敗を振り返る**ことで学びが深まります。

　シミュレーション教育を企画する場合には，この2つのどちらを行うのかをはっきりさせておきましょう。

■シミュレーション教育の2つの側面

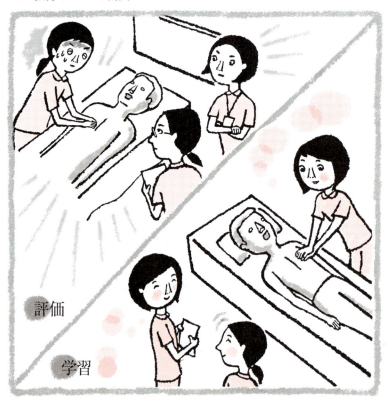

C-2 シミュレーションによる学習の種類

シミュレーションによる学習は、図Ⅰ-3のように大きく3つに分かれます。

①タスクトレーニング

注射や採血などの技術のトレーニングです。手順を記憶して指導者の前で正しく行えるだけでなく、どのような条件下でも技術が安全・正確に実施できるようになるまで反復するトレーニングとなります。

②アルゴリズム・ベースド・トレーニング

危機的な状況下で医療の質を確保するためのトレーニングで、一次救命処置（basic life support：BLS）に代表されます。救命率を向上させるために決められた手順（アルゴリズム）に基づいた対応ができることを目指すトレーニングになります。

③シチュエーション・ベースド・トレーニング

臨床で遭遇する患者さんの状態や状況を取りあげて看護を提供していくという、状況に基づいたシミュレーションです。実際の臨床を取りあげて問題を解決していく思考過程のトレーニングを行うことで、チーム連携の強化など実践に活かせる学習が可能となります。急変場面のみでなく、患者さんへの説明の場面や、フィジカルアセスメント、看取りの場面など、シミュレー

図Ⅰ-3 ● トレーニングの種類

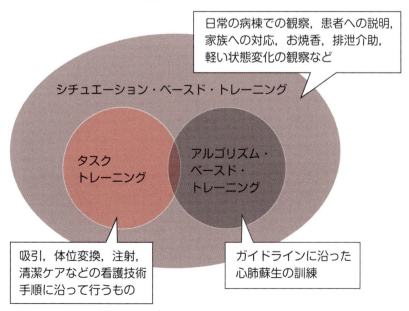

ションで取りあげる場面は無限にあります。

以上，3つのどのタイプを企画したいのかを明確にしてシナリオ作成に臨みましょう。

C-3 シミュレーション教育の流れ（学習の場合）

シミュレーション教育の一般的な流れを図Ⅰ-4に示しました。

①事前学習

学習者は事前学習を行ってからシミュレーション教育に臨みます。タスクトレーニングの場合には，DVDの視聴や，手順の予習などが事前学習になります。

②プレブリーフィング：シミュレーションで使用する教材や学習環境の説明と目標・課題の共有

実際のシミュレーション教育では，シミュレーションに入る前に，行う場やシミュレータ，シミュレーションで使う機器などについて学習者が理解したうえでシミュレーションに臨みます。また，目標・課題・シミュレーションでのルール，登場する患者さんの情報についても，十分に理解して学習できるようにします。

図Ⅰ-4 ● シミュレーション教育の一般的な流れ

①事前学習
　↓
②プレブリーフィング：
　　教材・学習環境の説明
　　目標と課題の共有
　↓
③シミュレーション（3つのタイプのどれか）
　↓
④デブリーフィング／フィードバック：
　　目標に沿ってシミュレーションのディスカッション
　　仲間や指導者からのフィードバック
　↓
⑤まとめ：自己・他者評価など

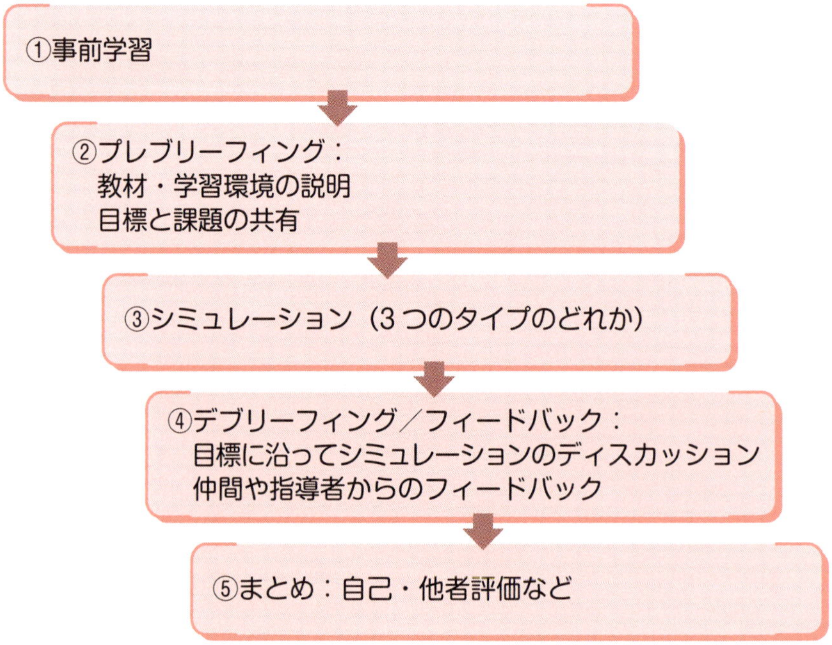

③シミュレーション

ここでは，図Ⅰ-3に示した3つのタイプのシミュレーションのどれかが行われます。学習者は模擬的な環境下で実際に動いてみます。評価を目的としたシミュレーションでない限り，実際に体験する学習者以外も観察者として場をともに経験します。

④デブリーフィング／フィードバック

シチュエーション・ベースド・トレーニングでは，シミュレーションでの経験を目標に沿って振り返り，さらによい動きになるように，実際に体験した学習者と周囲で観察していた学習者らが主体的にディスカッションします。時に，指導者からのフィードバックもあります。タスクトレーニングやアルゴリズム・ベースド・トレーニングでは，フィードバックを中心に行います。

POINT! ④のデブリーフィングは，③のシミュレーションの2～3倍の時間をかけて行います。

⑤まとめ

③のシミュレーションと④のデブリーフィングを繰り返しながら，目標の達成へと進みます。全体の学習がどうであったか，学習者・指導者双方が振り返り，まとめます。タスクトレーニングやアルゴリズム・ベースド・トレーニングでは技術を評価します。

C-4　シミュレーション教育のステップ

シミュレーション教育には，学習者のレディネスに応じて，図Ⅰ-5に示すような3つのステップがあると，私は考えています。

図Ⅰ-5　シミュレーション教育の3つのステップ

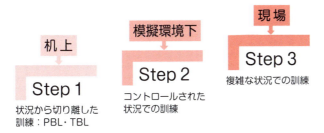

※PBL：問題基盤型学習，TBL：チーム基盤型学習。

●Step 1

　机上でのシミュレーションです。主に思考のトレーニングになります。私は，この思考のトレーニングはとても重要だと思っています。トレーニングルームで実際に行動に移すシミュレーションに入る前に，しっかりと頭作りをしておくことが大切です。

　Step 1で行っているトレーニングをいくつか紹介しておきます。

＜リーダーシップ力の強化＞

　病棟の地図を写真Ⅰ-1のように模造紙に描いて，各病室に患者さんの配置を設定します。夜勤のスタッフの経験年数・性格・能力なども設定したリーダートレーニングです。課題は，「誰にどの患者さんを担当させるのか」「病棟にいる患者さんの中で急変の起きる可能性のある人を上位3番目まで挙げて，その根拠も説明する」「緊急入院が入ったら，誰に担当させるのか，どの空床に入れるのか」などです。グループで課題に取り組み，リーダーシップについて学びます。災害時でのリーダーの対応を課題にすることもあります。

＜臨床推論力の強化＞

　この学習は，患者さんをみるための思考，すなわち臨床推論の力を強化するものです。症例を提示して，以下のような順序で学習をしていきます。

①最初に提示された情報で，看護問題として重要な情報を挙げる。

②①を考慮して，予測する疾患や状態を挙げる。

③②に基づいて，観察する項目を挙げる（問診・視診・聴診・打診・……）。

＊観察する項目について指導者が求めている項目すべてが挙がったら，指導者から患者さんの観察結果が提示されます。

④提示された観察結果に基づいて，分析をする。

写真Ⅰ-1 ●机上でのリーダートレーニング

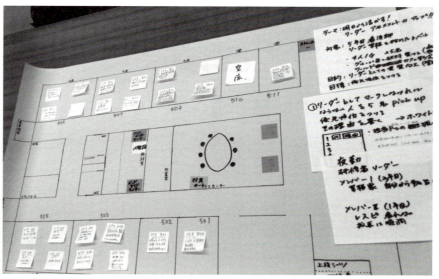

⑤分析結果から，患者さんの状態についてアセスメントする。

⑥アセスメントに基づいて，今行うべき看護を挙げてもらう。

　典型的なPBL（Problem-Based Learning）やTBL（Team-Based Learning）を行う場合もあります。

　学生の場合は，症例で学んだことに関連する国家試験の問題に取り組み，学習を引き続いて行うこともあります。

＜多重課題における判断力の強化＞

　対応しなければならないことが重なったときに新人看護師がどのように判断するのか，1日の行動調整をどのようにするのかを机上でトレーニングするものです。模造紙やホワイトボードに図Ⅰ-6のような表を作り，数名の患者さんの模擬記録類を準備して，以下のように学習を進めます。

①10分程度で情報収集をしてもらう。

②その後に3分程度で1日の行動をグループメンバーと書き込む（数人の患者さんの処置や検査が同じ時間に重なるように仕込んでおくので，どうにかして時間調整をしたり，フリーのスタッフに依頼することなどを考えなければなりません。制限時間はできるだけ短くして，迅速に複数

図Ⅰ-6 ● 多重課題のシミュレーション表

時間	看護問題		
	秋山さん	尾中さん	藤さん
9:00			
10:00			
11:00			
12:00			
13:00			

患者に対して何を何時にするのかを考えることができるようにします)。
③多重課題への対応を考えてもらう(複数患者の1日の行動計画が決まったら,処置をしている時間に担当患者さんの検査のお迎えが重なったり,点滴を更新しに行く時間にナースコールで他の患者さんに呼ばれたり,血糖を測定したら低血糖症状を訴えられたので対応しているところに隣の患者さんの何かを依頼されたりなどといった課題を次々に出して対応(時間調整して自分で行う,応援の看護師に依頼するなど)を考えてもらいます。各課題,迅速に判断してもらうことをねらって,制限時間は3分以内にしています)。

● Step 2

模擬患者やシミュレータを利用して,トレーニングルームで実際に行動して学びます。机上で学習した知識と行動を統合する段階です。

● Step 3

実際の臨床現場で行うトレーニングです。災害時の危機管理,院内感染,院内の急変など施設をあげたトレーニングや,病棟でのスタッフのスキルアップ,他部署との連携のトレーニングなど,現場を使って行います。トレーニングルームで学習したことを臨床現場に応用する段階です。

C-5　シミュレーション教育における忠実度(fidelity)

シミュレーション教育を行うときに考えなければならないのが,どのように「実際」をシミュレートするか,本物らしくするかということです。

シミュレーションの本物らしさのことをフィデリティ fidelity といいます。実際をどの程度忠実に再現したかという忠実度のことです。音響でいう「ハイファイ」とはここから来ています。high fidelity,すなわち生演奏に知覚で忠実度が高いことです。シミュレーション教育を企画するときには,以下の3つの視点から忠実度を考えて企画しましょう。

①部屋や場面の忠実度

シミュレーションはどこでもできます。病棟の休憩室で指導者と学習者が座って患者さんに明日行う検査の説明をやってみる,学校の教室や会議室を使って採血の練習をするというのは,環境としての忠実度は低いのですが,互いに集中して練習できればこれも立派なシミュレーションです。一方,実際の手術室や病室を使用してシミュレーションするという場合には,環境としての忠実度は高いものとなります。

最近では、シミュレーションを行うためのラボという部屋や、シミュレーションセンターなどを備えている教育機関や施設も多くなってきました。自分の施設にこうした設備があれば、それらを利用するのもよいでしょう。

しかし、実際の臨床を忠実に再現したトレーニングルームがなければシミュレーション教育ができないかというと、そうではありません。大切なのは、指導者らの工夫と、何を目指すトレーニングなのか（目標）を明確にすることです。学習者が目標に到達するために必要な忠実度を指導者が工夫することが求められるのです。私もシミュレーションを行う際には、以下のような工夫をたくさん盛り込むようにしています。

・大きくプリントした、病室などの写真を貼って背景とし、臨場感を出す（写真Ⅰ-2）。
・畳を敷いて、在宅をイメージできるようにする（写真Ⅰ-3）。
・アンモニアの匂いを漂わせて失禁をイメージ、マニキュアの除光液の匂いを漂わせてケトアシドーシスの患者をイメージできるようにする。
・ゴーヤジュースで胆汁を、コンソメスープから尿や滲出液を、模擬患者がゼリー飲料を使って嘔吐を演出する。

写真Ⅰ-2 ● 臨床の場面を撮影して背景に

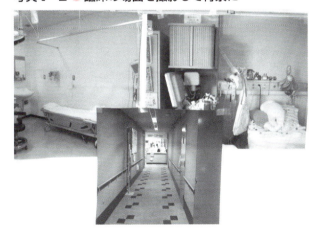

写真Ⅰ-3 ● 自作の「在宅」

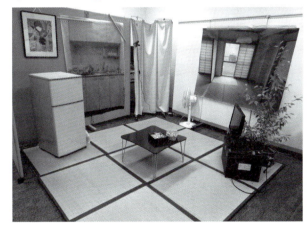

②患者の忠実度

「シミュレーション教育」といわれると、シミュレータを使った教育を思い浮かべる人も多いのではないでしょうか。確かに、科学技術の進展に伴ってシミュレータは飛躍的に進化しました。中には生体の状態を本物そっくりに表現できる忠実度の高いものもあります。それらによってトレーニングの幅も広がったことは間違いありません。しかし看護で大切なことは、人を対象としたかかわりや五感を使った観察力です。いくらモニタが本物そっくりに再現できるシミュレータを使っても、そこの部分のトレーニングができなければ意味がないのです。「シミュレーション教育は、シミュレータ教育で

I．シミュレーション教育の基礎を知ろう！

写真Ⅰ-4 ● 低機能シミュレータ①（身体の一部）

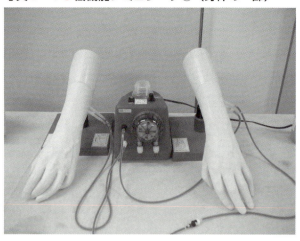

写真Ⅰ-5 ● 低機能シミュレータ②（マネキン）

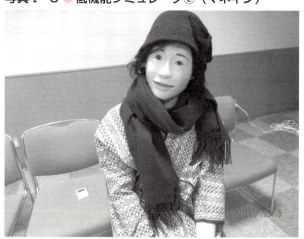

写真Ⅰ-6 ● 中機能シミュレータ①
（コンピュータ制御身体の一部）

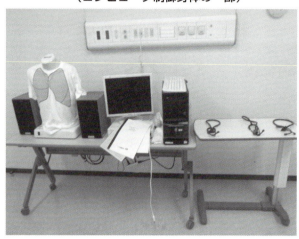

写真Ⅰ-7 ● 中機能シミュレータ②
（コンピュータ制御マネキンタイプ）

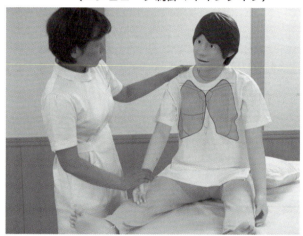

はない」ということを忘れずに覚えていてほしいと思います。

そのうえで，シミュレータには**写真Ⅰ-4～8**に示すように低機能のものから高機能のものまでありますので，**企画するシミュレーション教育の目標に合わせて選ぶことが大切**です。

目標によっては，学習者同士や模擬患者でも充実したトレーニングができます。また，模擬患者とシミュレータやモデルを併用するハイブリッドシミュレーション（写真Ⅰ-9）も，模擬患者とのコミュニケーションをとりながらトレーニングができるので効果的です。

③心理的忠実度

これは，学習者がシミュレートされた環境下でどのくらい本気になれるかということです。実はこの点を考えるのが一番重要なのかもしれません。

写真Ⅰ-8 ● 高機能シミュレータ
（コンピュータ制御マネキンタイプ）

写真Ⅰ-9 ● 模擬患者が筋肉内注射用のシミュレータを装着してのハイブリッドシミュレーション

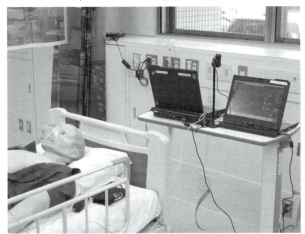
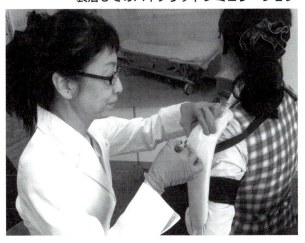

■重要なのは学習者の本気を引き出すこと

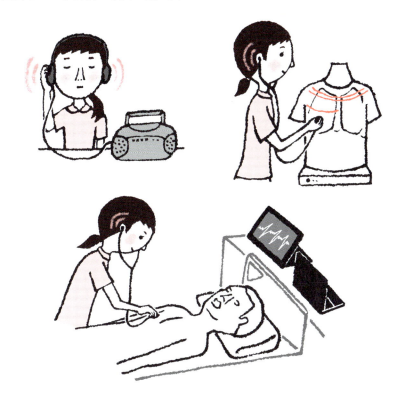

　どんなに本物に程遠いものでも，学習者が，あたかも本物の環境下で行っているかのようにのめり込んで真剣にトレーニングを行うことができれば，それが一番よいのです。模擬患者がいて，音のみの教材を使うという状況でのトレーニングであっても，副雑音の出る身体部分の中機能シミュレータによるトレーニングであっても，コンピュータ制御された高機能タイプのマネキンが表示するSpO_2をみながら副雑音を聴取するのであっても，学習者がその場面に集中してトレーニングの目標を達成できばそれでよいのです。

C-6　シミュレーションの利点と限界

シミュレーション教育の利点と限界について押さえておきましょう。

①利点

- **患者さんと学習者双方の倫理と安全を保証します**

　シミュレーションで使用するシミュレータや模擬患者は実際の患者さんではないので，失敗が許されます。患者さんと学習者双方の倫理と安全を保証した学習を提供することが可能なのです。失敗を学びに変えることが許された学習といえます。

- **学習に合わせた患者状態や状況の設定が可能です**

　シミュレーション教育では，目標に合わせて患者状態を正常から異常まで設定することができます。特定の疾患の典型的な状態，緊急的な状態，重篤な状態，対応が困難な状態，災害，まれな症例など，学習者の習熟状況に応じた設定ができます。

- **学習や評価に応じて患者状態や状況を再現できます**

　どのような状態でも再現ができます。経過の時間設定も自由です。実際には数日かけて悪化していく状態を，数分で再現したり，また，一気に状態が変化するところを，学習者の思考を訓練するためにわざとゆっくりと再現したりといったようにです。

- **臨床と比べて自由な指導ができます**

　実際の患者さんの前では説明しづらい病態生理などについて，学習者への説明や質問ができ，学習者に考えてもらう時間をとることもできます。また，処置やケアの一連を中断して振り返ったり，説明を加えることや繰り返し行うことも可能です。

- **繰り返しの学習や評価ができます**

　同一条件や，少し視点を変えた状況下など，学習や評価のねらいに合わせて，何度でも繰り返すことができます。

- **録画記録ができます**

　実際の臨床ではできませんが，シミュレーションでは録画をして学習や指導を振り返ることができます。

②限界

- **五感に関するシミュレータの限界があります**

　シミュレータを使用する場合には，表情や皮膚の色，皮膚の状態（汗や湿潤，温度感），体臭や排泄物の匂いなど，嗅覚・触覚を使って行う観察に限界があります。指導者のかかわりで補いましょう。

- **反応に関するシミュレータの限界があります**

    シミュレータによっては，体位や姿勢に限界があるもの（座位がとれない，両上肢が屈曲しないなど）もあります。また，学習者の未熟な技術・乱暴な行為で生じた苦痛をシミュレータは表現しません。学習者が自分本位な技術や乱暴な扱いを行わないように，指導者がかかわります。

- **シミュレーションと実際の臨床を混同することがあります**

    シミュレーションでの成功を実際の臨床での成功と混同してしまうことがあります。シミュレーションでの学習は，学習目標に合わせてかなり統制された中での学習です。実際の臨床は，複雑で，想定外のことが起こります。指導者はその点を十分に理解して指導にあたります。

- **行為のみを取りあげて学習してしまうことがあります**

    クリティカルシンキングや行動を裏付ける知識，倫理観，看護観なども，デブリーフィングで振り返るように計画します。

- **費用・時間・マンパワーが必要となります**

    各教育機関・施設に応じて工夫をしてください。

- **指導者養成の難しさがあります**

    指導者養成コースの受講，シミュレーション教育を実施した後の指導者の振り返りの実施などで，少しずつ指導者の指導スキルを向上させていきましょう。

C-7　シミュレーション教育の基本的な用語

シミュレーション教育で使われる用語について説明します。

〈指導者の呼称〉

- **ディレクター**

    シナリオやコースの作成および全体の組み立て，全体管理を実施する役割。シミュレーションセンターやラボの責任者。

- **インストラクター**

    模範を示し技術を指導する人。特にタスクトレーニングやアルゴリズム・ベースド・トレーニングの際の指導者に用いる。

- **ファシリテーター**

    学習者のシミュレーション中の思考や行為を支援して主体的な学習体験を導く人。主にシナリオ・ベースド・トレーニングなどでシミュレーションをサポートする役割を担う。

●デブリーファー

　シミュレーションセッションでシミュレーションを体験している学習者をつぶさに観察し，続くデブリーフィングセッションで，学習者の振り返りと学びを発問や質問に基づいて支援する役割を担う。

●プログラマー

　シミュレーションシナリオに即したシミュレータの動作・設定のプログラムを高機能シミュレータに組み込む人。

●オペレーター

　シミュレーション中にシミュレータを動かす人。

●ラボマネジャー／シミュレーションスペシャリスト

　実習室やシミュレーションセンターを管理する人。主にトレーニングルームやシミュレータ，医療機器，医療材料などの管理やラボやセンターの利用状況を管理する。

〈各セッションの呼称〉

●プレブリーフィングセッション

　シミュレーションセッションに入る前の導入の部分。目標，患者の背景，シミュレーションでの課題，環境やシミュレータ，物品の説明を行う。

●シミュレーションセッション

　模擬的に再現された学習環境で，学習者が与えられた課題に基づいて行う行動や思考。実際に学習者自らが思考と行動でシミュレーションすることを「体験」とし，実際に体験しなくても，他者のシミュレーション体験を周囲で観察したり，紙面上のシミュレーションで思考過程を踏んだりすることも含めて「経験」と表現する。

●デブリーフィングセッション

　指導者の発問や質問により，参加者がシミュレーション中での出来事に関するディスカッション，振り返り，行った行為の裏付けの知識・技術・態度を確認し合うこと。参加者の長期的学習を促す。

発問：指導者がわかっている答えや気づきを学習者から引き出すため，意図的な問いを発すること。

質問：指導者にはわからない学習者の気持ち，思考，感情など，疑問点を問うこと。不明な知識を問い，一緒に調べる行為に進むこともある。

〈教育を企画する際の用語〉

●シナリオ

　シミュレーション教育におけるシナリオとは，効果的なシミュレーション学習をねらって指導者が設計する体系化された計画のすべてを指す。すなわちシナリオには，シミュレーション学習の目標，学習者の事前学習などの準備，目標を達成するためのシミュレーションの内容と指導者のかかわり方，シミュレーションする場の環境，使用する医療機器や物品，シミュレータや模擬患者，そしてシミュレーション後のデブリーフィングやフィードバックの内容と支援方法，評価の方法など，シミュレーション教育を行う際に必要となるすべてが含まれる。

●コーチング／プロンプティング／キューイング

　シミュレーション中やデブリーフィング中の指導スキルのこと。

　コーチング *coaching*：学習者が取り組む問題に対して指導者がともに考えて，よりよい解決策を学習者自らが見つけていけるように導く指導法。

　プロンプティング *prompting*：シミュレーション中に学習者の思考や行動を促進するための直接的な介入。たとえば，血圧が徐々に低下していることに気がつかないまま，学習者が処置に集中しているときなどに，「モニタのアラームが鳴っていますよ。モニタに集中しましょう」などと指導者が介入することで，学習者の思考や行動が変化していくなど。

　キューイング *cueing*：シミュレーション中に患者のバイタルなどの値や状態，場面などの合図を的確に出すこと。シミュレーションの一時中断や終了の合図も含まれる。

●ケース

　シミュレーションで取りあげる患者の背景と状態の詳細。

●ハイブリッドシミュレーション

　模擬患者とシミュレータの併用によるトレーニング。

●αテスト

　実際の学習者にシミュレーション教育を行う前に，指導者間で学習者役を決めて行うシナリオのテストラン。主に全体的な流れや，環境や物品について検証する。

●βテスト

　シミュレーション教育を行う前に，実際の学習対象者に近い学習者を立てて行うシナリオのテストラン。目標，患者の状況，学習者に求めるシナリオ内の課題や時間，デブリーフィングの内容と時間，指導者のかかわり方などについて検証する。

●シミュレータ

　シミュレーションで使用する教材。臨床での患者の状況を模擬的に表し

たもの。身体の一部を表現したものやマネキンタイプがあり，シミュレーションでの学習者の経験にリアリティを与える。高機能・中機能・低機能の3つに分類されている。

● SP

模擬患者。大きく以下の2つの種類がある。

Simulated Patient：いくつかの臨床場面のシナリオをあらかじめ覚えて，シナリオのねらいに沿って再現性のある演技をする人。

Standardized Patient：試験や評価のために，一定の標準化された患者役を演じる人。実際のOSCEや卒後研修，専門医試験でも総合能力判定などで使われる。どの受験者にも一定のレベルで演じる必要があるため，患者像はマニュアル化されている。シナリオも非常に綿密に用意されているので，模擬患者個々の演技には自由度がない。

● レディネス

学習者があることを学び，習得する際に，心身の状態，知識，興味，関心などの基礎条件が整っている状態をいう。教育準備性などとも表現される。

引用文献

1) Kohm LT, Corrigam JM, Donaldson MS 編，米国医療の質委員会著，医学ジャーナリスト協会訳：人は誰でも間違える—より安全な医療システムを目指して．日本評論社；2000.
2) Dale E：Audio-visual methods in teaching. 3rd ed. New York：Holt, Rinehart and Winston；1969.
3) 波多野完治：波多野完治全集第8巻：映像と教育．小学館；1991.
4) 山川肖美：経験学習：D・A・コルブの理論をめぐって．In：赤尾勝己編：生涯学習理論を学ぶ人のために．世界思想社；2004.
5) Baker AC, Jensen PJ, Kolb DA：Conversation as experiental learnig. In：Conversational learning：an experiental approach to knowledge creation. Westport, Connecticut：Quorum；2002.

参考文献

・Gagne RM, Wager WW, Golas KC, et al, 鈴木克明，岩崎信監訳：インストラクショナルデザインの原理．北大路書房；2007.
・志賀隆監修，武田聡，万代康弘，池山貴也編：実践シミュレーション教育—医学教育における原理と応用．メディカル・サイエンス・インターナショナル；2014.
・神代浩（研究代表）：平成24年度プロジェクト研究調査研究報告書　教育課程の編成に関する基礎的研究報告書5. 社会の変化に対応する資質や能力を育成する教育課程編成の基本原理【改訂版】．国立教育政策研究所；2013.
・市川隆：21世紀型学力と情報教育に関する一考察：問題解決と批判的思考を視点として．大阪信愛女学院短期大学紀要；2012：25-31.
・Neher JO et al：A five-step "microskills" model of clinical teaching. J Am Board Fam Pract；1992：5（4）：419-424.
・Forrest K, McKimm J, Edbar S 編著，奈良信雄，石川和信監訳：エッセンシャル臨床シミュレーション医療教育．篠原出版新社；2015.

II

シナリオを作ろう！

シナリオを作る前に，Iで解説したシミュレーション学習の種類について思い出しながら，どのようなトレーニングにしたいのかを決めましょう。

手技を学ぶタスクトレーニングであれば，一般化された手順やルールがあります。また，アルゴリズム・ベースド・トレーニングについてもガイドラインがあり，多くはコース化されていますので，それらに基づいて指導者が学習者を導いていきます。

ここでは，シチュエーション・ベースド・トレーニングのシナリオ作りについて，例を挙げながら一緒に学びます。シナリオ作りの流れを図Ⅱ-1に示しました。Step 1からStep 8まで，順を追って解説していきましょう。

図Ⅱ-1 ● シナリオ作成の流れ

Step 1. 取りあげたい状況を考える

↓

Step 2. 学習者を決めてレディネスとニーズに合った目標を決める

↓

Step 3. シミュレーションでの状況・課題・事前学習の決定

↓

Step 4. 教材・環境の選定
　　　　（シミュレータ・模擬患者，環境設定，医療機器やその他の物品）

↓

Step 5. プレブリーフィング，シミュレーション中の
　　　　指導者の役割と支援方法の決定

↓

Step 6. デブリーフィングガイドの作成

↓

Step 7. 評価方法の決定

↓

Step 8. テストラン

Step 1 シミュレーションで取りあげたい状況を書き出してみよう

さあ，どのような状況を取りあげたいか考えてみましょう。シミュレーションを行いたいのは，どんな状況でしょうか？ 参考までに私が受けた相談例を挙げてみます。

相談 1

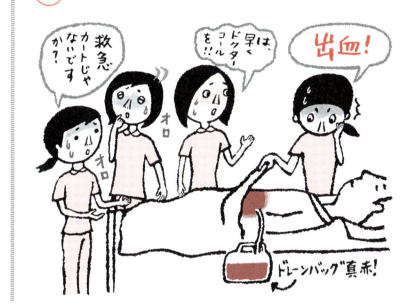

病棟で膵頭十二指腸切除術（PD）後の患者さんが夜間に出血して大変でした。新人は動けないし，3年目の看護師たちもうまく対応できませんでした。再現してトレーニングしたいです。

相談 2

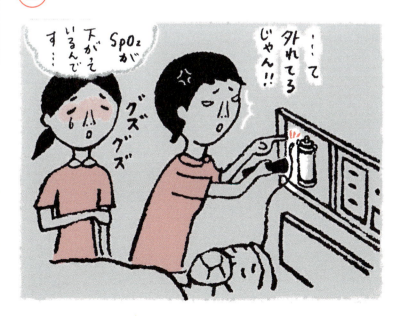

新人看護師が夜勤デビューしたのですが，SpO_2が下がっていたのは，酸素の管が流量計から外れているのに気がつかなかったのが原因だったということがありました。しっかり患者さんをみることができているのか不安です。夜間の巡視を再現できますか？

Ⅱ．シナリオを作ろう！

相談 ③

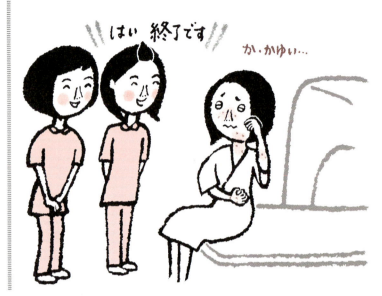

造影剤を使ったCTで，撮影中に患者さんが何回かくしゃみをして，その後，少しアナフィラキシーらしい症状が出ていたのですが，看護師も技師も気づかないまま終了しました。撮影後に患者さんが気分の悪さを訴えてアナフィラキシーに気がつき，その後の対応で患者さんには影響はなかったのですが……。アナフィラキシーショックの検査室での対応を再現したいです。

相談 ④

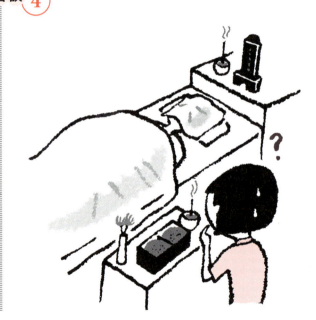

日勤帯で患者さんが亡くなって，担当の新人看護師と霊安室にお焼香に行ったのですが，お焼香ははじめてだということでした。亡くなった患者さんや家族へのかかわりについてトレーニングできますか？

MEMO

相談 5

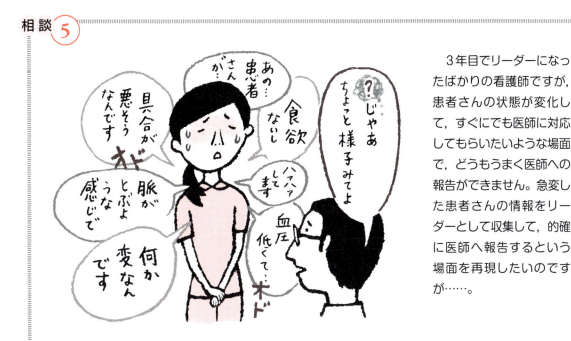

　3年目でリーダーになったばかりの看護師ですが，患者さんの状態が変化して，すぐにでも医師に対応してもらいたいような場面で，どうもうまく医師への報告ができません。急変した患者さんの情報をリーダーとして収集して，的確に医師へ報告するという場面を再現したいのですが……。

相談 6

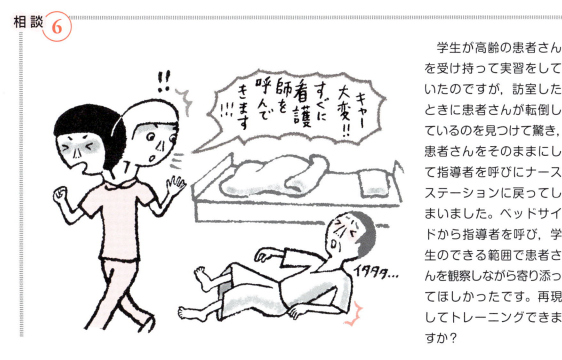

　学生が高齢の患者さんを受け持って実習をしていたのですが，訪室したときに患者さんが転倒しているのを見つけて驚き，患者さんをそのままにして指導者を呼びにナースステーションに戻ってしまいました。ベッドサイドから指導者を呼び，学生のできる範囲で患者さんを観察しながら寄り添ってほしかったです。再現してトレーニングできますか？

memo

シナリオの材料は何でもよいのです。指導者や教員が「こんな状況にスタッフや学生が遭遇したら上手に対応してほしい」と思う場面をまずは挙げてください。

また，学習者本人でも「あ〜，あのときにもっとうまく動けていたら」と思う状況があれば挙げてください。シナリオ作りのはじめの一歩です。

ここでは相談①の「術後出血」対応ケースを例として取りあげて，シナリオ作成の一連の流れを学んでいきましょう。

【取りあげたい状況：術後出血（例）】

患者さんは68歳の男性です。2週間前に膵頭十二指腸切除術を施行。膵液瘻にてサンドスタチン®皮下注用持続投与。ドレーンはPTCD（経皮経肝胆管ドレナージ）・膵管（低圧持続吸引）・左横隔膜下・肝下面の4本挿入中。

22時，患者さんの部屋から「気分が悪い」とナースコールがあり，担当の新人看護師が訪室すると，ドレーンから出血していました。

新人看護師は，まずは血圧を測定してリーダー（4年目看護師）をナースコールで呼びました。リーダーが患者の創部を観察すると肝下面ドレーン刺入部から出血があり，ドレーンバッグに200mL程度の血性排液がありました。その日の他の夜勤者2人（3年目）も応援に駆けつけて，リーダーは研修医に報告。当直の研修医と指導医が病棟に来て，看護師と医師とで緊急CTに出し，その後は観察室に帰室となりました。

このように，Step 1の段階では何でもよいので「こんな状況をトレーニングしたい」という状況を書き出してみてください。

Step 2
学習者を決めて，目標を設定しよう

　次に，学習者を決めていきます。例として挙げた「術後出血」対応ケースの状況の中にも，下線で示したようにたくさんの人が登場しています。**個人に焦点を合わせたトレーニングにするのか，それともチームトレーニングにするのかを考えなければなりません。**

　「術後出血」対応ケースの例では，指導者たちはまず，図Ⅱ-2のような学習者と目標を考えてきました。夜勤にあたっているすべての看護師を対象としたトレーニングで，チームの連携も個人の思考や技術もすべてトレーニングに盛り込みたいということです。

　このStep 2はとても大切です。Step 3以降のすべてにかかわってきます。

　シナリオ作りをする際に，学習者と目標をあれもこれもと欲張って設定してしまいがちであるという傾向が誰にもみられます。このStep 2で学習者を明確にして目標を絞り込んでおくことが，効果的な学習につながっていきます。

図Ⅱ-2 ● 術後出血対応ケース，最初の学習者と目標

学習者：夜勤の看護師
目標：
❶ 出血性ショックの症状を理解し，観察できる
❷ 原因を予測し，アセスメントできる
❸ 新人はベッドサイドで応援を呼べる
❹ リーダーは状況を把握し，さらなる応援を呼べる
❺ リーダーは的確に医師に報告できる
❻ リーダーはメンバーに的確な指示を出し，連携して対応ができる
❼ 緊急CTに安全に移送できる
❽ 検査から帰室する観察室の準備ができる
❾ リーダーは夜勤師長への報告と家族への連絡ができる

アドバイス1：学習者を絞る。個人かチームか？個人経験年数は？チームならその構成員は？

アドバイス2：学習者を絞って目標を見直してみる。学習者のレディネスに合っているか？「観察できる」「対応できる」とは具体的にどこまでをOKとするのか？これだけの目標を達成するためにどのくらい時間が必要か？

Ⅱ. シナリオを作ろう！

■ 欲張ると……何も得られない

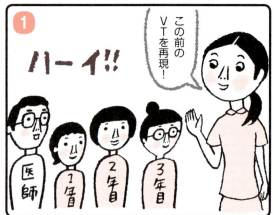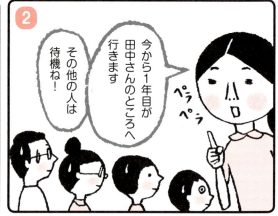
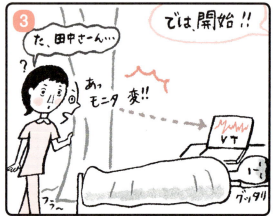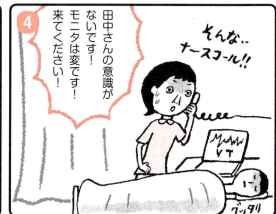
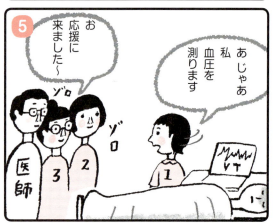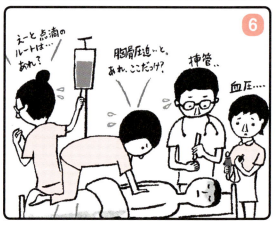
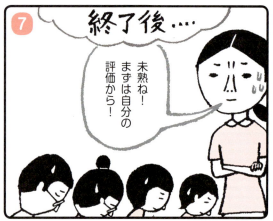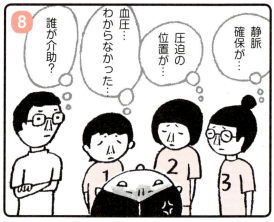

アドバイスを受けた指導者たちが再度検討したものが図Ⅱ-3になります。先ほどのものよりずいぶん具体的になりました。

〈目標を考える際に参考にしたい枠組み〉

Ⅰで触れた構成主義的学習理論（p.10）の中でも，学習を学習者にとって魅力的なものにする枠組みといわれているKellerのARCSモデルが，目標立案時に役立ちます。

以下の視点で目標を確認してみましょう。

- A：attention － 学習者にとって注意を引くものか？
- R：relevance － 学習者の興味や仕事に関連があるのか？
- C：confidence － 学習は学習者の自信につながるか？
- S：satisfaction － 学習者は学習で満足を得られるか？

さらに，SMARTというものもあります。これは，目標設定のために必要な項目の頭文字をとった略称なので，いくつかパターンがあるようです。その中でも一般的なものを紹介しておきます。どちらも教育の分野ではよく知られているので，覚えておくと役立つでしょう。

- S：specific － 目標の明確化。
- M：measurable － 目標までの測定。
- A：attainable － 実現可能な目標の設定。
- R：relevant － 全体との関連性。
- T：time-bound － 目標達成までの期間。

図Ⅱ-3 ●「術後出血」対応ケース，検討後の学習者と目標

学習者：夜勤のリーダー看護師　　学習者はリーダー看護師に絞りました
目標：
❶ メンバーとともに患者に起きていることを予測しながら観察し，アセスメントできる
❷ アセスメントに応じて，リーダーシップが発揮できる
❸ SBARを用いて医師に報告ができる

リーダーに焦点を合わせた目標になっています

【Step 3に進む前にチェック！】
- ☐ 目標は学習者にとって興味がもてるものか？
- ☐ 目標は学習者にとって達成できそうなものか？（盛り込みすぎてはいないか？）
- ☐ 目標は学習者にとって達成したときに満足感を得られるものか？
- ☐ 目標は学習者の知識・行動・態度に照らして考えられたものか？

Step 3
シミュレーションでの状況・課題・事前学習を決定しよう

　学習者と目標が絞れたら，Step 1で考えた「取りあげたい状況」を，シミュレーションで学習者に提供する教材にしていかなければなりません。

　大切なことは，目標に基づいて状況を作りあげるということです。

　「術後出血」対応ケースでの目標は以下の3つでした。これに基づいてシミュレーションの状況を作っていきます。

①メンバーとともに患者に起きていることを予測しながら観察し，アセスメントできる
②アセスメントに応じて，リーダーシップが発揮できる
③SBARを用いて医師に報告ができる

　私が指導者らとともに目標に基づいて作りあげた患者さんの状況や状態が表Ⅱ-1です。赤字が元の状況に追加したもの，二重線が削除したものです。

表Ⅱ-1 ● 目標に合わせた術後出血対応「患者状況」

患者状況	解説
患者さんは ~~68歳の男性です~~ 8階西外科病棟801号室（個室）に入院中の安田たけしさん。2週間前に膵頭十二指腸切除術を施行。膵液瘻にてサンドスタチン®皮下注用持続投与。ドレーン，PTCD（経皮経肝胆管ドレナージ）・膵管（低圧持続吸引）・左横隔膜下・肝下面の4本挿入中。就寝前のバイタルサイン：BT=36.8℃，HR=76回/分（整），BP=120/70mmHg，RR=16回/分，SpO₂=98%（ルームエア），膵管ドレーン少量，左横隔膜下ドレーン黄白色80mL，創部出血なし。 　22時，シミュレーションの場面は夜勤帯，リーダー看護師，新人看護師1人，3年目看護師2人の4人が勤務。当直医は医局にいて，PHSで連絡可能。 　~~患者さんの部屋から「気分が悪い」とナースコールがあり，担当の新人看護師が訪室すると，ドレーンから出血していました。新人看護師は，まずは血圧を測定してリーダー（4年目看護師）をナースコールで呼びました。リーダーが患者の創部を観察すると~~ 新人看護師が安田さんの病室を訪れる。 〈安田さんの状態〉 　肝下面ドレーン刺入部から出血があり，左横隔膜下ドレーンバッグに200mL程度の血性排液。ショックの5P出現，PR=110回/分，微弱，心電図モニタの波形（洞調律，不整脈なし，110～120回/分），BP=90/40mmHg（→補液が開始されなければ70mmHgまで下がる），RR=22回/分（浅表性），SpO₂=95%（→酸素療法が開始されたら97%へ上昇，されなければ92%へ低下），左横隔膜下ドレーンは少しずつ出血量が増える。 　~~その日のほかの夜勤者2人（3年目）も応援に駆けつけて，リーダーは研修医に報告。当直の研修医と指導医が病棟に来て，看護師と医師とで緊急CTに出し，その後は観察室に帰室となりました。~~	→患者さんの病室と名前を決めました →状態を追加して目標①アセスメントができるようにしました →シミュレーションの場面を具体的に決めました →この状況を，シミュレーション開始とします →目標①の観察，目標②のメンバーへの指示，目標③の医師への報告がシミュレーションで学習できるように状態を作り出します

※赤字：追加部分　二重線：削除部分。

ここまでできたら，学習者に事前に提示する事前学習についても考えます。「術後出血」対応ケースでの目標①と②を達成してもらうためには，以下のような事前学習が必要となります。

> **知識**：膵頭十二指腸切除術の術式（挿入されるドレーンの位置）と合併症（膵液瘻と仮性動脈瘤の破裂を含める）

また，目標③を達成するためには，SBARの知識も必要でしょう。

事前に学習しておいてもらいたい内容を事前学習資料としてまとめます。しかし，その内容と量については注意が必要です。**できるだけ最小限に**，具体的には，**A3用紙に両面で2枚程度の量に収めます**。

ここまで考えられたら，シナリオフォーマットにまとめていきましょう。まず，「術後出血」対応ケースの例を，シナリオの全体を把握するために"シナリオデザインシート"にまとめてみました（表Ⅱ-2）。

次に，患者さんの状況の変化，目標に準じた学習者に期待する動きなどを指導者間でイメージしながら"シミュレーションアウトラインシート"にまとめていきます。実際にまとめたものを表Ⅱ-3に示します。シミュレーション中の流れが具体的にイメージできます。

表Ⅱ-2 ● シナリオデザインシートの例（術後出血）

シナリオデザインシート

1. テーマ　　　　　　　　　　　膵頭十二指腸切除術後の出血の対応
2. 学習者・人数　　　　　　　　リーダー看護師1人/sim
3. 場　面　　　　　　　　　　　8階西外科病棟 夜勤帯22時801号室（個室）
4. シミュレーション時間　　　　7分/回
5. プレブリーフィング時間　　　10分
6. デブリーフィング場所・時間　デブリーフィングルーム　15分/回
7. 目　標　①メンバーとともに患者に起きていることを予測しながら観察し，アセスメントできる
　　　　　　②アセスメントに応じて，リーダーシップが発揮できる
　　　　　　③SBARを用いて医師に報告ができる

8. 患者情報

　氏　名：安田たけし　　　　　　　　年　齢：68歳
　性　別：男性　　　　　　　　　　　国籍（人種）：日本
　身　長：164cm　　　　　　　　　　 キーパーソン（主介護者）：安田和子（妻）
　体　重：62kg　　　　　　　　　　　連絡先：03-△△22-○○11
　アレルギー：なし
　既往歴：高血圧・糖尿病
　診　断：膵臓癌
　現病歴：2週間前に膵頭十二指腸切除術を施行。膵液瘻にてサンドスタチン®皮下注用持続投与。ドレーン，PTCD（経皮経肝胆管ドレナージ）・膵管（低圧持続吸引）・左横隔膜下・肝下面の4本挿入中。就寝前のバイタルサイン：BT=36.8℃，HR=76回/分（整），BP=120/70mmHg，RR=16回/分，SpO$_2$=98%（ルームエア），膵管ドレーン少量，左横隔膜下ドレーン黄白色80mL，創部出血なし。

9. シミュレーションの課題

　現在，夜勤帯の22時です。リーダー看護師のあなたは，新人看護師1人，3年目看護師2人の計4人で勤務中です。安田さんの部屋に訪室中の新人看護師のナースコールを受けて対応してください。当直医は医局にいます。PHSで連絡可能です。シミュレーションの時間は7分です。観察していることは言葉に出してください。

10. 事前学習

　・膵頭十二指腸切除術の術式（挿入されるドレーンの位置）と合併症（膵液瘻と仮性動脈瘤の破裂を含める）

Step 3 シミュレーションでの状況・課題・事前学習を決定しよう

表Ⅱ-3 ● シミュレーションアウトラインシートの例①（術後出血）

時間経過	目標に準じた学習者に期待する動き	ファシリテーターのかかわり・留意点	備考
7分	〈目標①観察項目〉 　ショックの5P（顔色，虚脱，脈拍数・強弱・リズム，冷汗の有無，呼吸回数・型・リズム・呼吸音），創部の浸出，各ドレーンの排出量と性状，血圧，SpO₂，CRT，末梢冷感。 〈目標①アセスメント〉 　ショックの5Pの出現，血圧の低下から，出血性ショックの状態。ショック指数1.2。緊急的な処置が必要。出血量は，視覚的にドレーンからの出血1時間に200mL，ガーゼ汚染，腹腔内の貯留を考えると700mL以上の出血が推察できる。出血量からの重症度はclassⅡと推定。医師への報告を至急行うとともに，医師が来るまでに行える看護ケア（救急カートの準備，モニタ装着，酸素療法の開始，静脈ラインの確保と輸液全開で開始，輸血の準備，患者への説明，記録）をすみやかに行う必要がある。 〈目標②リーダーシップ〉 　ナースコールでの新人看護師からの応援要請で，意識の確認，脈の測定を指示する。他の2名の看護師のうち1人には，ナースステーションにとどまらせ，病棟全体の対応を指示する。もう一人には物品の要請（救急カート，モニタ，酸素，輸液の準備）を指示する。新人看護師と応援看護師とととも に全身を観察し，医師へ報告。応援看護師と新人看護師には，医師が来るまでにできる看護ケアをそれぞれの力量に合わせて指示する。 〈目標③医師への報告〉 　S：左横隔膜下ドレーンから鮮血様の出血1時間に200mL。肝下面ドレーンの刺入部のガーゼ汚染あり，出血による汚染はシーツまで達している。脈拍110回/分，弱く，血圧は90mmHg台に低下，虚脱，冷汗あり。 　B：2週間前に膵頭十二指腸切除術施行し，膵液瘻を認める患者。 　A：出血性ショック，ショック指数1.2。緊急の処置が必要。 　R：至急診察と止血処置を依頼。医師が来るまでの看護師の対応への指示があれば，出してほしい。		

7分経過したところで途中でも終了とする

> シミュレーション中に学習者が行う判断・行為（観察事項も含む）を目標に準じて記入します。これは，学習者の動きを規定する脚本ではありません。セリフ調の記入はしないようにしましょう。
> 学習者の思考（アセスメント）は，シミュレーション中には指導者が把握できないこともあります。「どのようにアセスメントしたのか，次はどのようにアセスメントしたらよいのか」とデブリーフィングでの話題としましょう。

【Step 4に進む前にチェック！】

- ☐ シミュレーションで使う知識は学習者のレディネス・目標に照らして妥当か？
- ☐ シミュレーションで経験する技術や態度は学習者のレディネス・目標に照らして妥当か？
- ☐ シミュレーションでの患者の状態や状況は学習者のレディネス・目標に照らして妥当か？
- ☐ シミュレーションの時間は妥当か？
- ☐ 事前学習の内容と量は学習者にとって適当か？

Step 4 教材や環境を決めよう

　シミュレーションアウトラインシートで患者さんの状態の変化と目標に準じた学習者に期待する動きがイメージできたら，このシミュレーションを行うための教材（シミュレータ，医療機器，その他小道具）や学習環境を決めていきます。Ⅰで説明した忠実度（P.18）に沿って考えていきましょう。

> 思い出してみよう
> 忠実度の3つの視点

【指導者らのメモ】

1. **部屋や場面の忠実度**：実際の病室は，その日の入院患者の状況でベッドの空きがわからないし準備もできないから，シミュレーションセンターの病室を使用しよう！　夜勤者の人数もいつもと同じ4人として，消灯状態も再現しよう。患者さんに使用する輸液ポンプやドレーン類はすべて実際の現場と同じものを準備！
2. **患者の忠実度**：急変時には心電図モニタや自動血圧計，SpO_2モニタなどをつけるから，モニタの波形や値が表示できる高機能のシミュレータがいいね。患者さんの訴えは……患者の声役の人を指導者の中から立てるといいかも！
3. **心理的な忠実度**：夜間と同じように暗くして，小道具として懐中電灯も用意，モニタの波形や音，ドレーン内の模擬血や滲出液の色も本物そっくりに作って臨場感を出そう！

　指導者間で教材や環境を話し合ったら，"物品シート"（表Ⅱ-4）と"設営シート"（図Ⅱ-4）にまとめていきます。

表Ⅱ-4 ● 物品シートの例（術後出血）

項　目	数　量
☑ 血圧計	1個
☑ 聴診器	1個
☑ 体温計	1個
☑ ペンライト	1個
☑ 懐中電灯	2個
☑ SpO_2モニタ（シミュレータの備品使用）	1個
☑ 手袋	1箱
☑ シリンジ（5〜20mL）	各1個
☑ 補液用ルート（輸液セット，三方活栓，延長チューブ）	1セット
☑ 補液用輸液剤（ラクテック®，生食，ソルデム®3A）	各1本
☑ CV点滴のダミー①：高カロリー輸液のパック（黄色く色をつけた水を入れる）にCVライン用のルートをつける	1組
☑ CV点滴のダミー②：サンドスタチン®皮下注用持続投与として薬剤名を明記し，注射器に水を入れて延長チューブをつけ，微量注入ポンプにセットし，CVラインにつなぐ	1組
☑ CV点滴用輸液ポンプと微量注入ポンプ	各1個
☑ 膵管ドレナージ用の低圧吸引器	1個
☑ 左横隔膜下ドレーンと排液バッグ（黄白色の排液と血性の排液）	各1個
☑ 胃管と排液バッグ	各1個
☑ シミュレータ用の寝具（シーツは血液汚染とする）と寝衣（背部血液汚染）	1組
☑ PHS（看護師用と医師用）	5人分
☑ 酸素（投与方法：マスク，リザーバーマスク，カヌラ）	1個
☑ 酸素流量計	1個
☑ 救急カート	1個
☑ バッグバルブマスク	1個
☑ 挿管セット	1個
☑ 心電図モニタ	1個
☑ 吸引器	1個
☑ 吸引チューブ12F	1個
☑ ベッド	1個
☑ ワゴン	1個
☑ 採血セット（採血管，駆血帯，アルコール綿，針など）	1式
☑ ホワイトボード	1個
☑ 椅子	人数分
☑ タイマー	1個

準備する検査データ
☐ X線写真
☐ 頭部CT
☐ 血液データ
☐ 心電図データ
☐ その他
　（　　　　　　　　　　　　　　　　　　　　　　　　　　）

患者役
心拍数やSpO_2，血圧が表示できる高機能シミュレータ（声は模擬患者役）

設定の準備
右鎖骨下からCV挿入し，メインで高カロリー輸液，側管からサンドスタチン®を微量注入器で入れる（注射器の中身は水）。左鼻腔から胃管を挿入（排液透明100mL），低圧持続吸引器で膵管ドレナージ，左横隔膜下ドレナージの排液バッグはプレブリーフィング時は黄白色の排液としておく。シミュレータには寝衣を着用させる。シミュレーションに入る直前にドレーンの排液やシーツなどを出血状況とする。

図Ⅱ-4 ● 設営シートの例（術後出血）

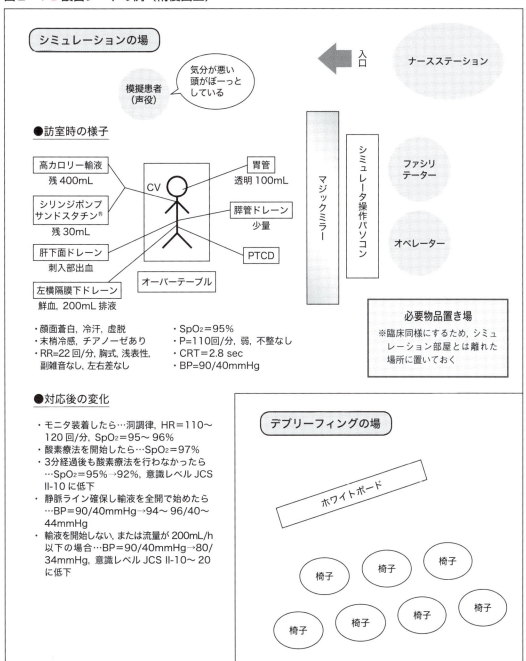

【Step 5に進む前にチェック！】

☐ シミュレーションの環境の忠実度は目標と照らして妥当か？

☐ シミュレーションで準備されている医療機器・物品は十分か？

　＊物品を選択することも学習となる場合がある．指導者が使ってもらいたい物のみを揃えずに，学習者の思考や行動を予測して準備する．

☐ シミュレータや模擬患者は目標と照らして妥当か？

☐ デブリーフィングの環境は学習者が落ち着いて議論できるように配慮されているか？

Step 5
プレブリーフィングやシミュレーション中にどのようにかかわるか決めよう

ずいぶんシナリオが出来上がってきました。でも，重要なのはこれからです。効果的な学習とするためには，このStep 5以降が特に大切です。

まず，指導者間で学習当日の役割を"指導者の役割シート"を使って決めておきます（表Ⅱ-5）。

表Ⅱ-5 ● 指導者の役割シートの例（術後出血）

役　割	指導者名・人数
ファシリテーター	○田△子　1名
デブリーファー	○原○実，□坂△男　2名
タイムキーパー	△原□子　1名
☑　模擬患者（声役）	□木○子　1名
☑　オペレーター	○村△子　1名
☑　評価・観察者	主任，副師長
☑　撮影者	×野○枝　1名
☑　応援看護師1（3年目）*	○辺□子，×山△美　2名
☑　応援看護師2（新人）*	△屋×子　1名
☑　医師	□丸△子　1名
☐　家族	
☐　薬剤師	
☐　検査技師	
☐　その他医療スタッフ	
☐　その他	

＊　シミュレーション中の新人看護師と応援看護師（3年目）の役割は指導者が担い，どの学習にも同じ対応をするように統制します。

A プレブリーフィング時の説明内容を決めます

　プレブリーフィングで学習者に説明する内容を，パワーポイントで作成しておきます。「術後出血」の画面の例を図Ⅱ-5に示します。

図Ⅱ-5 ● パワーポイントの説明画面の例（術後出血）

目　標

① メンバーとともに患者に起きていることを予測しながら観察し，アセスメントできる
② アセスメントに応じて，リーダーシップが発揮できる
③ SBARを用いて医師に報告ができる

患者の背景

- 安田たけしさんは68歳の男性です。
- 2週間前にPDを施行。術後，欠食。高カロリー輸液管理。膵液瘻にてサンドスタチン®皮下注用持続投与。PTCD（経皮経肝胆管ドレナージ）・膵管（低圧持続吸引）・左横隔膜下・肝下面の4本挿入中。就寝前のバイタルサイン：BT=36.8℃，HR=76回/分（整），BP=120/70mmHg，RR=16回/分，胆管ドレーン少量，左横隔膜下ドレーン黄白色80mL，創部出血なし。
- 既往歴：高血圧，糖尿病

課　題

- 現在，夜勤帯の22時です。リーダー看護師のあなたは，新人看護師1人，3年目看護師2人の計4人で勤務中です。安田さんの部屋に訪室中の新人看護師のナースコールを受けて対応してください。当直医は医局にいます。PHSで連絡可能です。
- シミュレーションの時間は7分です。
- 観察していることは言葉に出してください。シミュレータで表現できないことは指導者が伝えます。

本日のシミュレーション環境

- シミュレーションルームの個室を安田さんの病室にします。
- ウォールケアユニットは使えます。ナースコールを押せばナースステーションのナースと会話できます。使用する物品はワゴンに用意してあります。
- 患者さんは，本日は模擬患者さんです。模擬患者さんで表現できないことは指導者が伝えます。

B シミュレーション中のかかわりを"シミュレーションアウトラインシート"にまとめます

表Ⅱ-3 シミュレーションアウトラインシートの例①（p.39）の「ファシリテーターのかかわり・留意点」の欄に，シミュレーション中にどのように合図を出すのか，どのような配慮をするのかということを書き込んでいきます。実際に書き込んだものを表Ⅱ-6に示します。これは，学習者が順調に目標達成に向かうための支援策なのです。

ここはファシリテーターのみでなく，**指導にあたる全員が共有**しておくところです。特に，模擬患者役（声役），新人看護師役や応援看護師役は，学習目標をしっかりと把握して，学習者が学習に集中できるように役を演じなければなりません。

またシミュレータを操作するオペレーターも十分に意味を理解しておかないと，間が抜けた操作となってリアリティが出ないということになりかねません。

Step 5 プレブリーフィングやシミュレーション中にどのようにかかわるか決めよう

表Ⅱ-6 ● シミュレーションアウトラインシートの例②（術後出血）

時間経過	目標に準じた学習者に期待する動き	ファシリテーターのかかわり・留意点	備考
7分	〈目標①観察項目〉 　ショックの5P（顔色，虚脱，脈拍数・強弱・リズム，冷汗の有無，呼吸回数・型・リズム・呼吸音），創部の浸出，各ドレーンの排出量と性状，血圧，SpO₂，CRT，末梢冷感。 〈目標①アセスメント〉 　ショックの5Pの出現，血圧の低下から，出血性ショックの状態。ショック指数1.2。緊急的な処置が必要。出血量は，視覚的にドレーンからの出血1時間に200mL，ガーゼ汚染，腹腔内の貯留を考えると700mL以上の出血が推察できる。出血量からの重症度はclassⅡと推定。医師への報告を至急行うとともに，医師が来るまでに行える看護ケア（救急カートの準備，モニタ装着，酸素療法の開始，静脈ラインの確保と輸液全開で開始，輸血の準備，患者への説明，記録）をすみやかに行う必要がある。 〈目標②リーダーシップ〉 　ナースコールでの新人看護師からの応援要請で，意識の確認，脈の測定を指示する。他の2名の看護師のうち1人には，ナースステーションにとどまらせ，病棟全体の対応を指示する。もう一人には物品の要請（救急カート，モニタ，酸素，輸液の準備）を指示する。新人看護師と応援看護師とともに全身を観察し，医師へ報告。応援看護師と新人看護師には，医師が来るまでにできる看護ケアをそれぞれの力量に合わせて指示する。 〈目標③医師への報告〉 　S：左横隔膜下ドレーンから鮮血様の出血1時間に200mL。肝下面ドレーンの刺入部のガーゼ汚染あり，出血による汚染はシーツまで達している。脈拍110回/分，弱く，血圧は90mmHg台に低下，虚脱，冷汗あり。 　B：2週間前に膵頭十二指腸切除術施行し，膵液瘻を認める患者。 　A：出血性ショック，ショック指数1.2。緊急の処置が必要。 　R：至急診察と止血処置を依頼。医師が来るまでの看護師の対応への指示があれば，出してほしい。	・新人看護師，患者（シミュレータ）の状況が整い，学習者の準備ができているかを確認する。 ・新人看護師のナースコールに「どうしましたか」と出るように学習者に促し，シミュレーションを開始する。 ・新人看護師からのナースコールを受けた学習者が新人に対して，ナースコール越しにどのように対応しても見守る。シミュレーション中は，シミュレータで表現できない表情や，皮膚の温度などをタイミングよく提示する。何を観察しているかわからないときだけ，「何を観察していますか」と学習者に聞いて状態を伝える。 ・脈や血圧など測定しているふりにならないように，ある程度学習者が測定する行動を行ってから値を提示する。 ・学習者の観察が不十分でも見守る。観察については，誘導しないようにする。 ・応援の看護師を要請してもしなくても見守る。学習者が応援要請をした場合には，すみやかにナースステーションから応援看護師が駆けつけるように指示する。 ・リーダーとしてメンバーに何を指示しても見守る。 ・医師へ報告をする様子であれば，PHSで医局に連絡するように伝える。医師役を待って学習者の思考や行動が止まったときには，「医師は数分で来ますので，看護師ができることを行いましょう」と声をかける。 ・学習者を含めたメンバーらの動きをよくみて，モニタ波形や値については，オペレーターが計画どおりに提示しているかを確認する。また，複数の動きをみての対応となるため，ファシリテーターが「モニタつきました」「酸素つけました」などと声を出すことでオペレーターとのコミュニケーションを図る。 ・中止や中断の判断：学習者が患者の状態を観察できずに立ち尽くしたり，メンバーに対して，何の指示も出せずに困っているような状態のときには，中止してデブリーフィングに入ったり，いったん，「作戦タイム」と言って観察している学習者らと「どうすればよいのか」を一緒に考えてから再開する。	・リーダートレーニングなので，新人看護師，応援看護師は，指導者側から出す。 ・新人看護師役には，ナースコールで「安田さんのドレーンが血性です」と訴えるように打ち合わせする。新人看護師は，驚いて，他の観察はしていない。リーダー役の指示では静脈確保以外は何でもできる設定とする。 ・応援看護師の2人とも，リーダーの指示には何でも従えるが，自分からは自主的に対応はできない設定とする。 ・医師役は，学習者の報告に対して質問はせずに，学習者の報告を受け止め，「すぐに行きます」と伝える。学習者が医師に，医師が訪室するまでに看護師が行うことについての指示を求めなければ，特に指示はしない。

←―― 7分経過したところで途中でも終了とする ――→

> このシートを指導者のチームが共有することで，それぞれの役割が正確に果たせるように記入します。また，誰でもファシリテーターができるように，値を出すタイミングやシミュレーションの中止や中断の判断についても記入しておくとよいでしょう。さらに，応援の役割がどのタイミングでシミュレーションの場に登場するか，または，登場させずに，学習者に観察や判断を迫るのかなど，目標に沿ったシミュレーションとなるように，ファシリテーターの留意点を記入します。

C 学習者，指導者の人数に応じた実施方法を考えます

●C-1 学習者が少人数の場合（病棟内での学習会や，実習のグループごとに行う場合など）

<パターン1>

全員を対象に，全行程を行う。ファシリテーター とデブリーファー の役割は1人の指導者が担ってもよいし，それぞれ1人ずつ分けて行ってもよい。

全員を対象としてプレブリーフィング

1人ずつシミュレーション，他の学習者は観察

全員でデブリーフィング

<パターン2>

シミュレーション時のみ小グループに分かれる。シミュレーションのときに各グループにファシリテーターを置き，キューイングやプロンプティングのみ行う。デブリーフィングは，デブリーファー1人が質問を投げかけて，小グループごとにディスカッションしてまとめる。各グループでのシミュレーション中にキューイングしていた指導者は見守る。は主の指導者， はサポート指導者を示す。

 全員を対象としてプレブリーフィング

 Aグループ：1人ずつシミュレーション，他の学習者は観察　　 Bグループ：1人ずつシミュレーション，他の学習者は観察

1人のデブリーファーが全員を対象としてデブリーフィングガイドに沿って質問を出す

Aグループのデブリーフィング　　Bグループのデブリーフィング

※ グループでファシリテーターをしていた指導者は，ディスカッションを見守る。

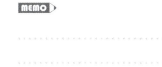

Step 5 プレブリーフィングやシミュレーション中にどのようにかかわるか決めよう

<パターン3>

シミュレーションからは,それぞれのグループで行う。その場合には,各グループにファシリテーターとデブリーファーを置く。1人でもよいし,ファシリテーターとデブリーファーの役割をそれぞれ置いてもよい。

*デブリーフィングガイドが詳細であること,テストラン($α・β$テスト)がしっかりと行えていることが,各グループでの学習を同等にする条件。そうでないと,学習に違いを生じる！

 全員を対象としてプレブリーフィング

 Aグループ：1人ずつシミュレーション,他の学習者は観察

 Bグループ：1人ずつシミュレーション,他の学習者は観察

 Aグループのデブリーフィング

 Bグループのデブリーフィング

● C-2 学習者が大人数の場合（施設の集合研修,学生の授業などを行う場合）

<パターン1>

全員を対象にプレブリーフィングを行う。シミュレーションは1カ所で行う。学習者の代表が行うのを全員が観察する。その後,観察していたシミュレーションについてグループごとにデブリーフィングを行う。この場合は,主の指導者のみでファシリテーターとデブリーファーを担うこともできるし,役割を分けて2名の指導者で行うこともできる。2グループに1名ずつ,デブリーフィングでのディスカッションが活発に行えている

サポートの指導者（B-①〜）は2グループに1名置いてもよいし,全体で数名でもよい

主の指導者（A）が全行程の進行役。ファシリテーターとデブリーファーを兼ねる

数名の学習者からなるグループでデブリーフィング

数名の学習者からなるグループでデブリーフィング

（B-①）

数名の学習者からなるグループでデブリーフィング

（A）

数名の学習者からなるグループでデブリーフィング

B-⑤

数名の学習者からなるグループでデブリーフィング

教室の1カ所（トレーニングルームや教室の中央や前）で学習者の代表がシミュレーション

数名の学習者からなるグループでデブリーフィング

B-②

数名の学習者からなるグループでデブリーフィング

数名の学習者からなるグループでデブリーフィング

数名の学習者からなるグループでデブリーフィング

数名の学習者からなるグループでデブリーフィング

B-④

B-③

のか，デブリーファーの質問を学習者が理解しているかなどをサポートをする指導者を置いてもよい。

＜パターン2＞

　全員を対象に主の指導者がプレブリーフィングを行う。シミュレーションは各グループに環境を設営して行う。各グループのサポート指導者がシミュレーション環境の説明を行い，その後，各グループの代表者がシミュレーションを行う。シミュレーションを行わない学習者はシミュレーションを観察する。シミュレーション後のデブリーフィングは，主の指導者がリードして，各グループの学習者全員でディスカッションする。サポート指導者は見守る。このパターンでは，サポート指導者がデブリーフィングに慣れていなくても実施可能であり，デブリーフィングでの学習にもばらつきが少ない。ただし，サポート指導者が主の指導者の進行をよく理解して行い，サポートの役割をきちんと理解していないと統率がとれない。このパターンは，シミュレーションに慣れていない指導者をサポートに置き，指導者養成としての機能をもたせることもできる。

<パターン3>

　主の指導者が研修全体の流れを説明し，その後は，各グループに設営されたシミュレーション環境の説明を含むプレブリーフィング，ファシリテーション，デブリーフィングを各グループのファシリテーターとデブリーファーが行う。ファシリテーターとデブリーファーは1人の指導者が担ってもよいし，役割を分けて2人の指導者が行ってもよい。全体の時間管理は，主の指導者が行う。このパターンでは，各グループの指導者がシミュレーションの指導に慣れていなければできない。また，各グループでの学習に差異が生じないように，指導の打ち合わせを綿密に行う必要がある。

主の指導者（A）が研修全体の流れを説明し，その後は時間管理を行う

サポートの指導者（B-①〜，C-①〜）は各グループに配置され，グループごとに設営された環境についての説明を含むプレブリーフィング，シミュレーション中のファシリテーション，デブリーフィングまで行う

各グループの代表がシミュレーションを行ってください。制限時間は○分です。早く終わったら，待っていてください

さあ，各グループでデブリーフィングを○分で行ってください。各グループのデブリーファーの方々はよろしくお願いします

＜パターン4＞

全体の研修の進行は主の指導者が行い，その後は，各ステーションに任せる。学習者は，数名のグループを作って，各ステーションをローテーションして学ぶ。

主の指導者は，ローテーションの時間管理を行う。このパターンも，各グループのファシリテーターとデブリーファーがシミュレーションの指導に慣れていなければできない。各ステーションの指導者は，ファシリテーターとデブリーファーを1人の指導者が担ってもよいし，分担して2名の指導者で行ってもよい。ファシリテーターとデブリーファーを1人の指導者で行って，模擬患者を各ステーションに配置することもできる。このパターンでは，学習者はいくつもの症例やスキルを経験し，学ぶことができる。

数名の学習者（D-①〜）でグループをいくつか作って各ステーションを回り，それぞれの場所で異なる症例や手技をシミュレーションで学ぶ

主の指導者（A）が全体の流れを説明

各ステーションで，プレブリーフィング，シミュレーション，デブリーフィングを行う。ファシリテーターとデブリーファーを1人の指導者が担ってもよいし，それぞれの役割を分担してもよい

【Step 6に進む前にチェック！】

①アウトラインシートの「ファシリテーターのかかわり・留意点」は指導者間で共有できるようになっているか？

- ☐ プレブリーフィング内容
- ☐ 患者の状態の提示のタイミング
- ☐ 見守り，中止，中断，終了の判断
- ☐ 応援看護師役，患者役などの演技
- ☐ オペレーターへの指示のタイミング

②指導者の役割シートについて

- ☐ 各々の役割は指導者の力量に沿ったものか？
- ☐ 各々の役割の人数は実現可能なものか？

Step 6
デブリーフィングガイドを作成しよう

　デブリーフィングは，シミュレーション教育の核の部分です。学習者が主体的に，シミュレーションで経験したことを振り返り，課題を見つけ，その課題について事前学習資料を見返したり，新たに調べたりしながら，知識に裏打ちされた実践力をつけていくためのものだからです。

　このデブリーフィングでの指導者のかかわり方に，多くの方が苦労しています。なぜなら，デブリーフィングとは，指導者がシミュレーションでの学習者の出来を単に「良かった」「悪かった」と評価したり，自分の気がついた点をフィードバックしたりするものではないからです。デブリーフィングでは，学習者自身がシミュレーションでの経験に基づいて自らの課題を見つけてそれを解決しようと主体的に学習し，実践力を向上していくように支援しなければなりません。

　また，シミュレーションでの経験は，指導者も学習者も想定していなかったことが起きたり，リアリティのある経験となればなるほど感情が高ぶるものです。そのため，目標としていないことについてもいろいろ気がついたり，落ち込んだり，ついアドバイスしてしまったり，指導者からの一方的なレクチャーになったりする場合もあります。

　どんなにシミュレーション経験の豊富な指導者も，デブリーフィングには常に課題を感じています。ですから，シナリオ作成の段階からどのようにデブリーフィングを進行し，学習者を支援するのかを計画しておかなければならないのです。

　そのために，学習目標に基づいて，デブリーフィングで学習者にどのような学習をしてもらいたいのかを明確にしたガイドを作成しておきます。「術後出血」の例でのデブリーフィングの進め方を，"デブリーフィングガイドシート"にまとめてみました（表Ⅱ-7）。

Step 6 デブリーフィングガイドを作成しよう

表II-7 ● デブリーフィングガイドシートの例（術後出血）

目 標	デブリーフィングガイド	進行の目安
①メンバーとともに患者に起きていることを予測しながら観察し，アセスメントできる	**Q1** メンバーとともに観察したことを思い出してホワイトボードに黒字で書き出してください。その後に，次に行うときにさらに観察したほうがよい項目を赤字で書き出してください。事前資料をみてもよいです。 **A1** ショックの5P（顔色，虚脱，脈拍数・強弱・リズム，冷汗の有無，呼吸数・型・リズム・呼吸音），創部の浸出，各ドレーンの排出量と性状，血圧，SpO$_2$，CRT，末梢冷感。 **Q2** 1回目のシミュレーションで収集した情報から，リーダーはどのようにアセスメントをするとよいでしょう？ 収集できた情報から考えて書き出してください。 **A2** ドレーンからの出血と血圧低下，頻脈から出血性のショック。 **Q3** ショックの定義を簡潔に書き出し，安田さんの状態からショック指数はどの程度か，出血からのショックの重症度分類はどこに当てはまるのかをホワイトボードに書き出してください。書籍・インターネットで調べてもよいです。 ＊学習者のディスカッションの状況をみて，ショックの定義，ショック指数，ショックの分類，出血からのショックの重症度の分類などが載っている資料を前もって準備しておいて，デブリーフィングで配布する。 **A3** ショックとは，末梢組織への循環血液量が何らかの原因で著しく低下して，臓器・組織での生理機能が障害されて現れる症候群。安田さんのショック指数は1.2，出血からの重症度分類はclass II，約30％の出血が予測される。	1人目の実施後
①メンバーとともに患者に起きていることを予測しながら観察し，アセスメントできる	**Q4** 1回目で挙げた観察項目は観察できましたか？ できた項目に○をつけてみましょう。 **A4** A1参照。 **Q5** 新たに追加された情報から看護につながるアセスメントをメンバーで考えて，ホワイトボードに記入してください。 **A5** ショックの5Pの出現，血圧の低下から，出血性ショックの状態。仮性動脈瘤破裂の可能性が高い。ショック指数は1.2。緊急的な処置が必要。出血量は，視覚的にドレーンからの出血1時間に200mL，ガーゼ汚染，腹腔内の貯留を考えると全血液量の約30％の出血が推察できる。出血量からの重症度は class II。医師への報告を至急行うとともに，医師が来るまでに行える看護ケア（救急カートの準備，モニタ装着，酸素療法の開始，静脈ラインの確保と全開での輸液開始，輸血の準備，患者への説明，記録）をすみやかに行う必要がある。	2人目の実施後
②アセスメントに応じて，リーダーシップが発揮できる	**Q6** リーダーとしてどのような判断と行動をしたらよいでしょう。メンバーとともに話し合って，書き出してください。 **A6** ナースコールによる新人看護師からの応援要請時に，新人看護師から簡潔に情報収集を行い，応援が訪室するまでに新人看護師が観察することの指示を出す。 訪室後は，ショックを念頭に置いた患者の観察，医師への報告，看護ケアの実施（救急カートの準備，モニタ装着，酸素療法の開始，静脈ラインの確保と全開での輸液開始，輸血の準備，患者への説明，記録）。	
②アセスメントに応じて，リーダーシップが発揮できる	**Q7** 2回目のデブリーフィングで学んだようなリーダーシップがとれたかを振り返ってみましょう。 **A7** A6参照。	3人目の実施後
③SBARを用いて医師に報告ができる	**Q8** 医師へどのように報告したのかをSBARの枠組みに沿って書き出してみましょう。さらに簡潔に状態やアセスメントを伝えるためには，どのような報告としたらよいのかをディスカッションしてまとめてください。 **A8** S：左横隔膜下ドレーンから鮮血様の出血1時間に200mL。肝下面ドレーンの刺入部のガーゼ汚染あり，出血での汚染はシーツまで達している。脈拍110回/分，弱く，血圧は90mmHg台に低下。虚脱，冷汗あり。 B：2週間前に膵頭十二指腸切除術施行し，膵液瘻を認める患者。 A：出血性ショック，ショック指数1.2。緊急の処置が必要。 R：至急診察と止血処置を依頼。医師が来るまでの看護師の対応への指示があれば，出してほしい。	

目標に準じて，デブリーフィングで何を学んでほしいかを明確にしておく必要があります。その学んでほしいことを引き出すための発問を「Q」としています。そして，このシナリオで指導者が求めているゴールを「A」としています。ですから，同じ発問をしたとしても，経験年数によって，Aのレベルが異なります。このシナリオでは，リーダーとして行ってほしいことをA6の範囲にとどめています。もし，学習者のディスカッションで，観察室に運ぶ準備，検査の準備，家族への連絡，当直師長への報告などが挙がった場合は，よくできたとほめてあげましょう。最小限，A6に挙げていることができたら，このシナリオでは目標に達したとします。
複数のステーションで異なるデブリーファーがデブリーフィングを行う際には，このガイドによって統一が図れます。

1回のデブリーフィングですべての目標を取りあげる必要はありません。ステップアップしていくような進行を意識すると，スムーズに進みます。

Ⅱ. シナリオを作ろう！

MEMO

【Step 7 に進む前にチェック！】

☐ デブリーフィングガイドには，目的に準じて具体的に話題にしたいポイントが明記されているか？ 指導者間で共有できているか？

☐ デブリーフィングガイドには，目的に準じて話題を引き出す発問の仕方などが明記されているか？ 指導者間で共有できているか？

☐ デブリーフィングが，行動の評価に終わることのないように，デブリーフィングガイドには，知識や態度を含めた深い議論になるようなポイントが明記してあるか？ 指導者間で共有できているか？

☐ デブリーフィングガイドには，事前学習の資料を使用することや，デブリーフィングで新たに提供する資料なども明記してあるか？ 指導者間で共有できているか？

Step 7 評価方法を考えよう

　作成したシナリオが学習者にとって実践力を向上させるものとなったのかを確認するために，評価表を作成します．評価表は，目標の達成度を評価するものと，シナリオや指導者を評価するものとの2種類を作成するとよいでしょう．

　目標の達成については，細かくチェックしていくのか，または達成度を大まかに把握したいのかで評価表は異なります．両方の例を表Ⅱ-8と表Ⅱ-9に示します．

　シチュエーション・ベースド・トレーニングの場合には，個人を評価することが目的ではなく，シミュレーションとデブリーフィングから学習者の実践力を向上させていくことをねらっています．思考過程は正解が1つではありませんので，達成度をスケールで評価することで学習者が自分の課題を見つめる材料にするのでも十分です．指導者による評価だけにとどまらず，必ず学習者自ら評価する形にすることが大切です．さらにシナリオを学習者に評価してもらうのも大切です．参考までに，私が使用している評価表を別冊に収載しておきます．

表Ⅱ-8 ● チェックリスト型評価表の例（術後出血）

項　目	□できた	□できない	備　考
1.　ショックの5Pの観察	□	□	
2.　血圧測定	□	□	
3.　脈拍と心拍数の確認	□	□	
4.　心電図モニタの装着	□	□	
5.　呼吸回数・型・リズム・呼吸音の観察	□	□	
6.　SpO_2の観察	□	□	
7.　ドレーンの排液量と性状の観察	□	□	
8.　創部の観察	□	□	
9.　応援看護師の要請	□	□	
10.　対応に必要な物品の要請（救急カート，酸素，モニタ，点滴）	□	□	
11.　ほかの患者への対応指示	□	□	
12.　応援看護師への病室での指示	□	□	
13.　新人看護師への病室での指示	□	□	
14.　全体的な状況の把握	□	□	
15.　医師へのSBARでの報告	□	□	

＊1～8の観察は，リーダーである学習者が行ってもよいし，新人看護師や応援看護師に指示してもよい．

表Ⅱ-9 ● スケール型評価表の例（術後出血）

項　目	5.非常によくできた	4.よくできた	3.まあまあできた	2.あまりできなかった	1.ほとんどできなかった
①メンバーとともに患者に起きていることを予測しながら観察できた	☐	☐	☐	☐	☐
②観察したことからリーダーとしてのアセスメントができた	☐	☐	☐	☐	☐
③アセスメントに応じて，メンバーに指示を出すなどリーダーシップを発揮できた	☐	☐	☐	☐	☐
④SBARを用いて医師に報告できた	☐	☐	☐	☐	☐

【Step 8に進む前にチェック！】
- ☐ 評価の目的や評価方法について指導者間で共有できているか？
- ☐ 目的に沿った評価方法か？
- ☐ 評価する人は指導者・学習者で双方向的か？
- ☐ 評価表はわかりやすく，評価しやすいか？

Step 8
シナリオのテストランをやってみよう

　さあ，いよいよ終盤。シナリオがStep 7まで出来上がったら仕上げです。
　作成したシナリオが本当に効果的な学習を提供できるのかを試してみる必要があります。これをテストランといいます。テストランにはαテストとβテストの2種類があります。

> **αテスト**：指導者間で学習者役を決めて行うシナリオのテストラン。主に全体的な流れ，環境や物品について検証する。
> **βテスト**：実際の学習対象者に近い学習者を立てて行うシナリオのテストラン。目標，患者の状況，学習者に求めるシナリオ内の課題や時間，デブリーフィングの内容と時間，指導者のかかわり方などについて検証する。

　2つのテストランが終わったら，シナリオ全体の最終的な調整を行い，いざ，本番へと進みます。

Ⅱ．シナリオを作ろう！

■ αテストとは……

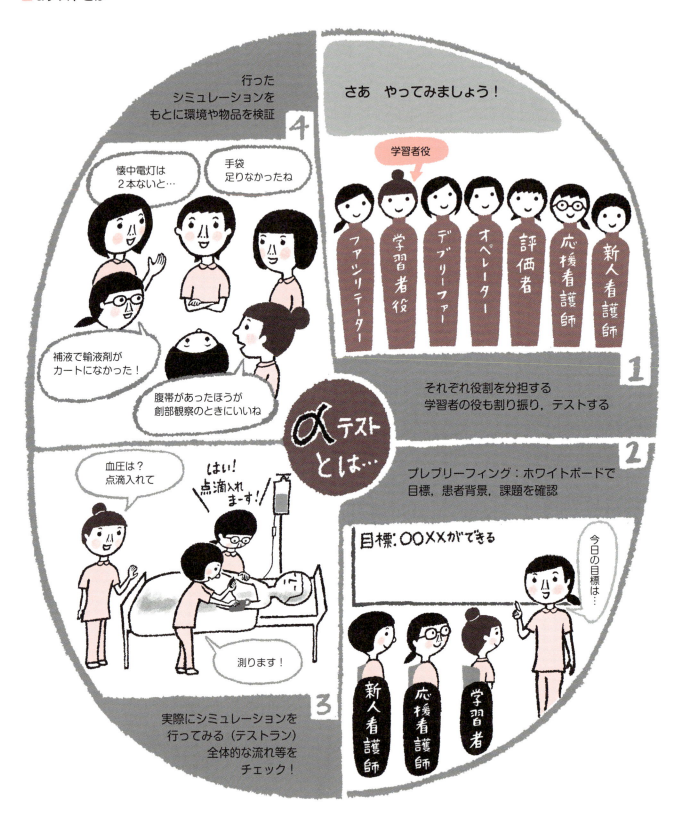

Step 8 シナリオのテストランをやってみよう

■ βテストとは……

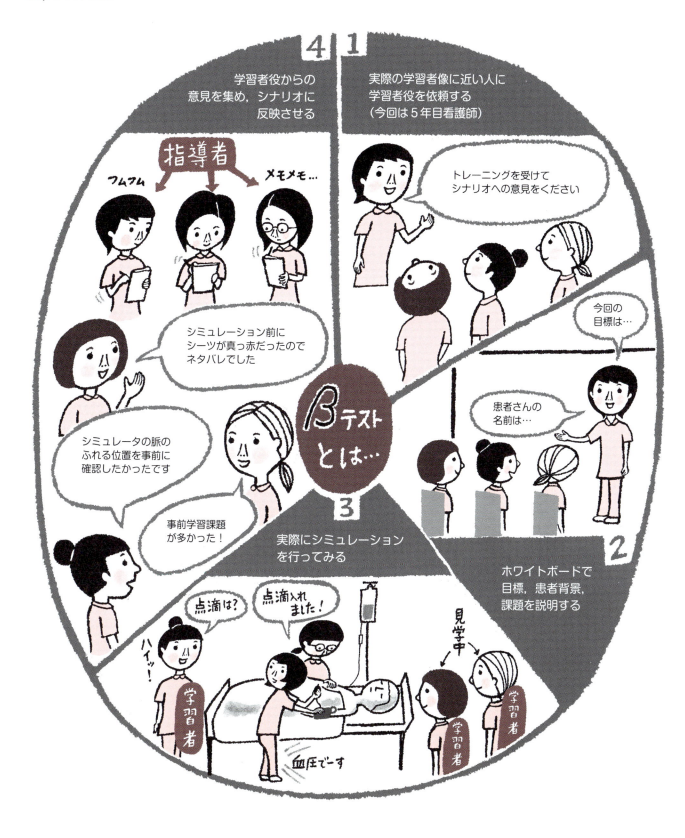

シナリオ作りに関するQ&A

Q1　シミュレーションの時間はどのくらいが適当ですか？

A　たとえば，患者1人の急変では，初期対応の時間は6〜7分あれば十分です。2〜3人の複数患者のシミュレーションになると，8〜10分くらいでしょうか。デブリーフィングの時間がシミュレーションの時間の2〜3倍ということになると，シミュレーションの時間は短いほうがよいです。研修時間などから配分を考えると，適当な時間というのは意外に短いことが次第にわかってきます。シミュレーション学習全体の時間も，長すぎると学習者の集中力が続きませんので，1時間程度がよいでしょう。

Q2　シミュレーションで取りあげる目標や題材を考えるコツを教えてください。

A　題材は，臨床にあります。各施設・部署の状況に合わせて，医療安全をテーマとするならば「患者誤認」「転倒」，精神科病棟なら「統合失調症の患者へのかかわり」「自殺時の対応」「プロセスレコードを書く訓練」，産科病棟なら「NICUでの入院受け入れ」「体重測定を手早く行う練習」，看取りに関しては「最期のときの家族へのかかわり」「死への不安が強い患者へのかかわり」など，いろいろできます。学習者にどのような力をつけてほしいかという願いをしっかりもってさえいれば，臨床は題材の宝庫です。既刊の『シミュレーション・シナリオ集』（日本看護協会出版会）などをみて参考にするのもよいかもしれません。むしろ，状況は無限にありますので，「今この時期に学習しておかなければならないことは何か」「何を学習しておけば，今後，応用ができるのか」などから絞っていきましょう。

Q3　目標はどのように設定すればよいですか？

A　各施設で，経験年数や職位（指導者・管理者など）に応じた到達目標や，備えておくべき能力が設定されていると思います。その設定に合わせて行うとよいでしょう。担当者個人ではなく組織全体で教育の目標を具体的に考え，それに沿って，どこにシミュレーション教育を導入するのかを決めていくことが大切です。学習者の個別性（ばらつき）が大きい場合は，各自のレディネスに合わせて，段階的に育てていくしかないと思います。

Q4 シミュレーションルームが院内にない場合，リアリティをもたせる工夫はありますか？

A 実際の臨床で行ってもOKです。私自身，シミュレーションルーム以外の場所を使うこともよくあります。たとえば，院内のエレベータ，階段，浴室，空いている病室，さまざまな場所でできます。どのような場所でシミュレーションを行うにしても，指導者自身が現実だと思って真剣に行うことが何より重要です。

Q5 シミュレーションの授業を同時にできる最大人数はどのくらいですか？

A 私は100人で行う場合もありますし，6人で行う場合もあります。時間も30分，90分，120分とケースバイケース，すべて企画（シナリオ）次第です。1つのグループの最大人数は6人まででしょうか。10人は多すぎます。

Q6 学内でシミュレーション学習をしても，実習で活かせていないようです。

A 実際の病棟での状況とかけ離れているシミュレーションになっていたのか，もしくは，学内で行ったシミュレーションの内容が盛り込みすぎだったかです。どちらでもないとしても，学生は，1回のシミュレーションですべてを理解したり，できるようになったりはしません。何度も「できない」を繰り返して，できるようになるのです。私自身が学生だったときも，1回学内で行ったから実習で完璧だったなどということは1つもありません。

Q7 デブリーフィングの後に，もう一度シミュレーションを行う時間がありません。

A 繰り返し行えるように目標を精選して1回のシミュレーションを短い時間で行う，または，繰り返さずに別の日にもう一度行うなどしてみてはいかがでしょう。

Q8 リーダーとメンバーが，同じシナリオで学ぶことはできますか？

A まずはばらばらにトレーニングして，ある程度，リーダーが後輩をリードできる，しっかりとした指示が出せるようになってから，チームトレーニングを行ったほうがよいでしょう。その際には，チームの何に焦点をあてるのかを明確にして，目標を立てて行います。もちろん，デブリーフィングの話題や評価の視点はチームです。チームステップス（医療安全の推進や医療の質向上に成果を挙げているチームワークトレーニング）などを参考にするとよいでしょう。

参考文献

- Jeffries PR：Simulation in nursing education：from conceptualization to evaluation. 2nd ed. Philadelphia：Lippincott Williams & Wilkins；2012.
- 大滝純司，阿部幸恵監修：シミュレータを活用した看護技術指導．日本看護協会出版会；2008.
- 志賀隆監修，武田聡，万代康弘，池山貴也編集：実践シミュレーション教育　医学教育における原理と応用，メディカル・サイエンス・インターナショナル；2014.
- 日本医学教育学会教材開発・SP小委員会編：シミュレーション医学教育入門．篠原出版新社；2011.
- 阿部幸恵：シミュレーション教育を支える教育観とプログラム作成の一連．In：特集指導者の想像力・教育観で進化するシミュレーション教育．看護管理．2009：19（11）：923-928.
- 阿部幸恵：病棟で実践するシミュレーション教育．主任＆中堅＋こころサポート．2011：20（3）：72-77.
- 阿部幸恵：臨場感あふれるシミュレーション教育に必要な「構成力」と「演出力」：学習者の主体性を引き出すシナリオ作りと指導のコツ．看護人材教育．2012：19（1）：49-55.
- 阿部幸恵：看護教育者のためのシミュレータ活用法：看護管理者・看護教育者のためのワンテーマレッスン．看護展望．2012：37（6）：34-43.
- 阿部幸恵：CASE01　おきなわクリニカルシミュレーションセンター：地域医療再生の要となるシミュレーション教育．看護展望．2013：38（2）：138-146.
- 阿部幸恵編著：臨床実践力を育てる！　看護のためのシミュレーション教育，医学書院；2013.

Ⅲ シミュレーション教育の指導のコツ

Ⅲ. シミュレーション教育の指導のコツ

シナリオを作成してそのテストランが終わればいよいよ本番です。学習者が積極的にトレーニングに臨み，確実に実践力を高めていけるような学習にしたいものです。「シナリオは完璧だったのに学習者にやる気がなかった」「あまりにもできない学習者だったからうまくいかなかった」というのは筋違いです。すべては指導者の力量にかかっているのです。

それでは，シナリオを効果的な学習とするための指導のコツについて解説していきましょう。

A トレーニング当日までの準備

コツ① 事前学習は少なめに！学習できる量と質に絞る

シナリオ作成で決定した事前学習をもう一度見直してみてください。指導者自身がそれを短期間ですべて頭に入れられる量ですか？ シミュレーションで使う知識や技術のみに絞られていますか？

「この程度なら覚えることができる！」と学習者が思えるような事前学習を提示することが大切です。スキルの練習をしてから本番のトレーニングに臨んでほしいときには，その環境もきちんと整備しておくこと，必要であれば指導者がそれにもかかわるぐらいの熱意が必要です。

■ 事前学習は少なめに！

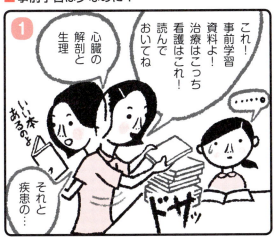
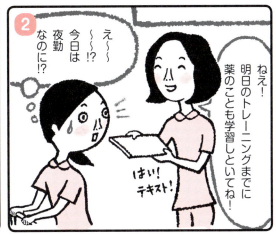
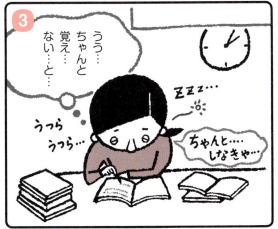
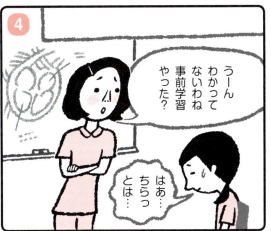

コツ ② 学習環境・物品・教材の準備はしっかりと！

　学習環境・物品・教材（シミュレータ，模擬患者の役作り）などを，忠実度（p.18）の視点からシナリオ作成時に考えてきましたね。リアリティのあるトレーニングにするためには，いろいろと仕込んでおく必要があります。

　環境をリアルにイメージできるような小道具を作ったり，シミュレータにパジャマを着せたり，かつらをつけたりと，これが意外に楽しいのです。

　また，模擬患者の演技指導も大切です。模擬患者役には，図Ⅱ-4（p.43）に示したような，患者の状態についてのイラストを使うなどして，シナリオの目標に沿った演技ができるように，前もって打ち合わせておきましょう。さらに，シミュレータを操作するオペレーターとの打ち合わせや練習も大切です。模擬患者役と同様に，イラストなどを使用して患者の状態をタイミングよく提示できるように，シミュレータの操作を練習する時間を作りましょう。シミュレーション中は何が起きるかわかりません。学習者とファシリテーターの思考と動きに合わせて臨機応変にシミュレータを操作できるまで，その腕をあげておく必要があります。このような念には念を入れた準備が，学習者をわくわくさせる環境を作るのです。

事前準備に関する Q & A

Q9 シミュレーション研修時の資料は何枚くらいがベストでしょうか？

A 資料を活用する時間によります。学習の時間に見合ったものを準備しましょう。また,「シミュレーションで学んでほしい資料」と「シミュレーション後に学んでほしい追加の資料」を別に用意するのもよいですね。

Q10 ポイントをついた資料を事前に提示すると，ネタバレしてしまいます。

A ネタバレして学習者が事前に知識を得たとしても，それが行動としてできるとは限りません。もし，どうしてもシミュレーション後に学んでほしいものがあれば，デブリーフィングで資料を配布するのも，1つの方法です。

Q11 学生の十分な事前学習を導くためには，どうしたらよいでしょうか？

A 事前学習を具体的に示すことです。私は，テキストを使用する場合はページを指定したり，該当ページの図を覚えてくるように指示したりします。手作りのプリントを準備する場合は，A3用紙に両面で2枚程度までにするなど，短時間で目を通せる量にします。書き込み式のプリントなどもよいでしょう。また，テストの答え合わせを事前学習とすることもあります。事前学習をしっかり行ってきた学生には，"やったね！シール"を貼ってあげたりします。

Q12 高機能のシミュレータがない場合の工夫はありますか？

A 普通の赤ちゃんの人形しかなくても，録音の泣き声を流したり，モニタ画面で学習させたい実際の内容を動画で撮影しておき，パソコンで映したりしてみてはどうでしょう。管が入らない人形でも，管を貼り付けてみれば，立派に高機能になると思います。

B 上手なプレブリーフィングのために

コツ① 環境・物品・教材・ルールをきちんと説明しよう

　目標を確認したら，すぐにシミュレーションを行う指導者も多いものです。気をつけたいのは，ここで行うのはあくまでシミュレーションであり，本物ではなく，「見立ての世界で本気でやる」というところです。これを指導者と学習者がともに理解しておく必要があります。シミュレータは本物の人間ではありません。顔色も，皮膚の状態もわかりませんし，血圧などが測定できないものもあります。

　シミュレーションでは，「『尿道カテーテルを入れました』と言えば入れたことにする」「除細動を20Jでかけて，360Jかけたことにする」「学習者がマンシェットを巻いたら，指導者側から値を伝える」などの見立てのルールもあるのです。

■説明しないとこんなことも……

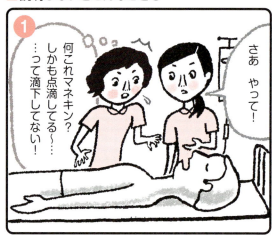
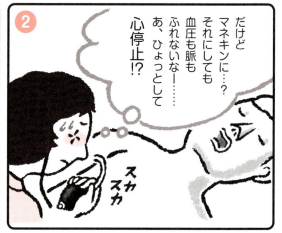
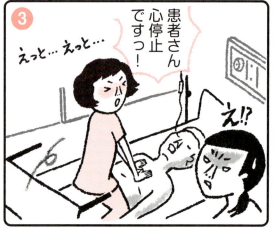
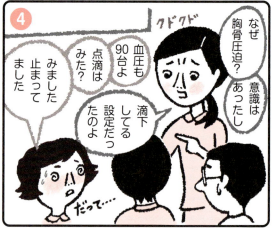

また，シミュレーション場所が，学習者がいつも学んだり仕事をしている場所でなければ，使用する物品も，何をどこまで使えばよいのか，どこから持って来たらよいかもわかりません。そこを丁寧に説明せずにシミュレーションに突入すると，学習者はシミュレーションの世界に入り込めず，「どこまで本気でやればよいのだろう？」ということに悩まされて終わってしまいます。

コツ② 学習者をその気にさせるプレブリーフィングを！

学習者を集めて，「さあ，始めましょう！」という，このスタート地点をあなどってはいけません。シミュレーション教育がうまくいくのもいかないのも，ここで決まります。学習者が落ち着いてシミュレーションに向かえる状況かどうかを確認しましょう。遅れて加わった学習者がいたとしても，「さあ，あなたもすぐやりましょう」などと決して言わないことです。まずは学習者の表情，体調を確認してください。そのうえでしっかりとその日のシミュレーションの流れ，時間，目標を説明しましょう。

■みんなでプレブリーフィング！

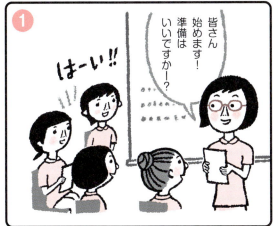
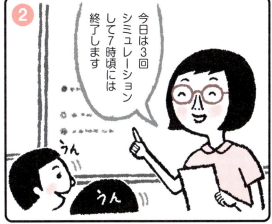
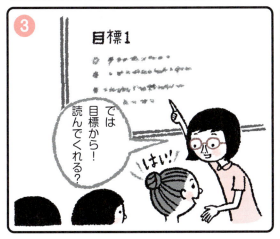
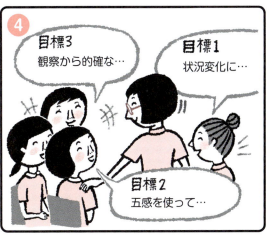

コツ ③ シミュレーションで遭遇する患者さんの状態や状況，課題と制限時間，自分の順番を学習者がしっかり理解してから行おう

　学習者がシミュレーションの環境を理解したら，いよいよシミュレーションに出てくる患者さんの状態や状況の説明になります。その際には，指導者が紙面に書いてある患者さんの状態・状況をただ読み上げるだけで終わったり，「読んでおいて」とプリントにして渡すだけでは不十分です。

■こんなプレブリーフィング，していませんか？

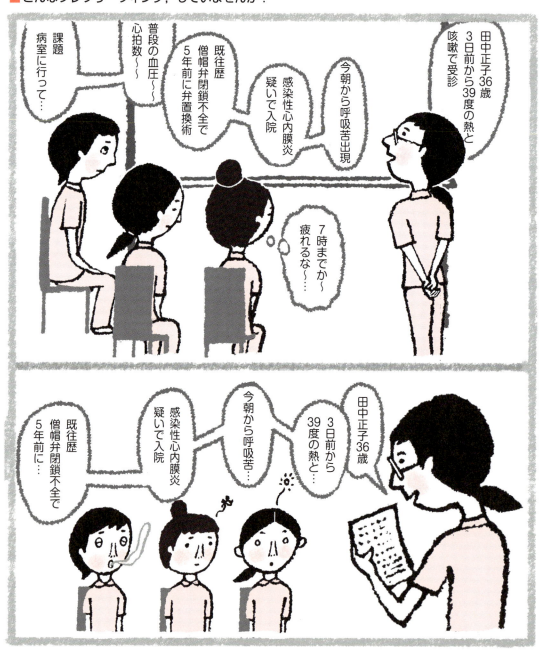

指導者は，はじめてシミュレーションで出会う患者さんの状態や状況を理解する学習者と同じ気持ちになって，患者さんの状態や状況を**読み合います**。そして学習者が十分に理解したのかを確認しましょう。

　この時点で指導者は提示する患者さんの状態や状況を自分のものとしておくことが大切です。紙面をみなければわからないということでは，指導者の準備としては不十分です。ですから，シナリオ作成後のテストランが大切なのです。

　また，シミュレーションで何をするのかという課題や制限時間，自分の順番なども学習者が理解しているのか確認しておきます。

■ 最初でやる気を引き出そう！

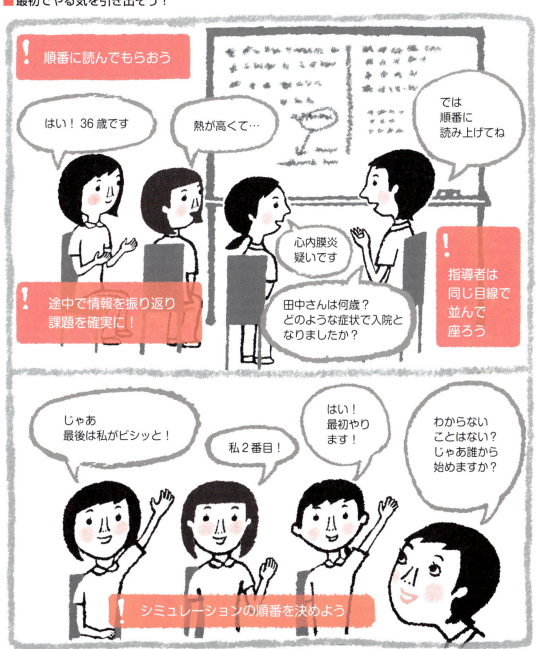

C いざ，シミュレーション！

コツ① タイミングのよいキューイングとプロンプティングを！

● 一心不乱に学習者をつかめ！

さあ，いよいよシミュレーションに入ります。シミュレーション中は，学習者がシミュレータや模擬患者にかかわりながら課題に集中できるよう，シミュレーションアウトラインシートで作成した指導者のかかわりに沿って支援する必要があります。ここでは，**学習者の感情と思考をしっかりみる**ということが大切です。

ここでも指導者は，シミュレーションアウトラインシートなどの紙面に目を落とすことのないようにします。一心不乱に学習者を目で追い，学習者の

■ タイミングが命です

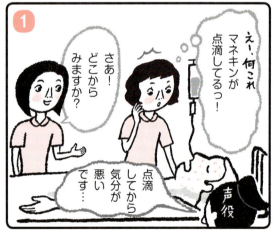
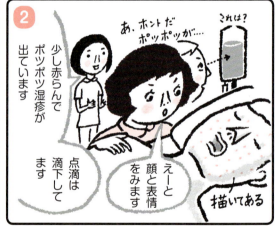
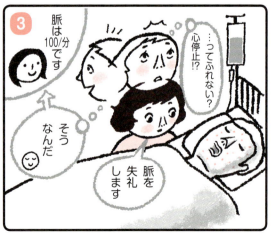
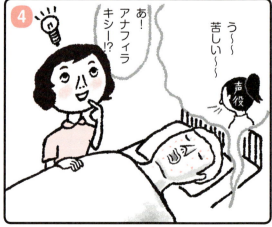

感情と思考をつかみ，学習者の状況に合わせて**タイミングよく血圧や脈の値を提示**したり，顔色や皮膚の状態を伝えます。

　シミュレーション中はこのタイミングが最も大切です。いろいろなタイミングがあります。値や状況を告げるタイミング，学習者が応援を呼んだ場合に応援が駆けつけるタイミングなどです。学習目標によっては，応援が駆けつけるまでの間に学習者がどの程度患者を観察し援助できるかをみなければならない場合もあります。そのようなときに，応援を呼んですぐに駆けつけたのではリアリティはないし，学習になりません。指導者がそのタイミングをはかる必要があります。

● 多すぎるカードが命取りに……？

　バイタルなどの値を提示する場合に，カードに値や表情，皮膚の状態を記入しておき，それを学習者にみせるというやり方もあります。その際にも注意が必要です。カードに学習者が観察する項目のすべてを書いてしまい，カードの枚数が多くなると，学習者の動きに合わせてタイミングよく提示できなくなります。

　マネキンの皮膚に湿疹の写真を貼る，足に浮腫モデルを装着する，模擬患者に訴えてもらう，値は覚えておいて口頭でタイミングよく伝えるなど，カードだけでなくいろいろな方法を考えるとよいでしょう。大切なことは，学習者の思考と動きに合わせて，状態を提示できるかということです。

■ 肝心なものは肝心なときに出てこない！

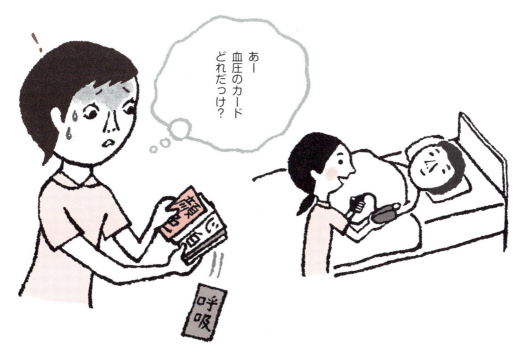

● キューイングとプロンプティングで相手を活かせ！

　シミュレーションは模擬的な環境であり，患者も模擬患者やシミュレータですから，学習者の動きに合わせてモニタの波形を出したり，値や状態を伝える必要があります。また，学習者の行動が止まってしまった場合に，考え込んでいるから止まっているのか，緊張のあまり頭が真っ白になって止まっているのかを見定めて，見守る，または中断・終了するなどの合図を出す必要があります。このように学習者の状態に合わせて合図を出すことを「キューイングのスキル」といいます。

　さらにモニタの音を大きくしたり，マネキンを座らせたり，横に向けたり，苦しそうな声を出したり，指導者が直接的に「モニタの波形が変わっているようです。患者の意識を確認してみましょう」と患者の状態が悪化していることを示して，学習者の思考の促進をねらい，次の行動に移るようにしむけることもできます。これを「プロンプティングのスキル」といいます。

　p.74に挙げた4コマまんが（アナフィラキシー）の場面でも，このキューイングとプロンプティングのスキルを使うことで，プレブリーフィングで説明し忘れたこともカバーされ，効果的な学習にすることができます。

●「助け舟」……それは本当に助けてる？

　こんな指導者も時に見かけます。注意してください。シミュレーション中のデブリーフィング，または助け舟（プロンプティング）のつもりで，**シミュレーション中の学習者の行動ごとに「どうして血圧を測ろうと思ったのですか？」「どうして胸の音を聴こうと思ったのですか？」「今，何が起きていると考えていますか？」などと質問をする指導者**です。これは，どうでしょう？学習者は質問されるたびに，それまで没頭していた**シミュレーションの世界から抜け出て指導者に答える**ことになるのです。思考が分断されてしまい，一連の流れでの観察や対応ができなくなります。

　学習者の行動や思考がシミュレーション中に止まってしまったため，シミュレーションを中断して（シミュレーションの世界からいったん抜け出させて），それまでの思考や行動を振り返り（デブリーフィング），落ち着かせてから次につなげるという「in debriefing」という手法は確かにありますが，それは本当に学習者がこれからどうするのか困ってしまい，止まってしまった場合に支援するための方法です。少し頭を整理して，次に行うこと・考えることが浮かんできたら「では再開しましょう」と，再び学習者をシミュレーションの世界に向かわせます。

　in debriefing でも，学習者の緊張やストレスが高いと判断した場合には，中断して全体でデブリーフィングを行えばよいのです。学習者の思考と行動をよくみて，制限時間を短くしても，少し延長してもよいのです。学習者に

とって，今，どうしてあげたら一番よい学習となるのかだけを指導者は考えます。

■学習者の思考が中断され，自由に動くことができない

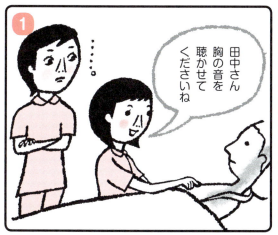
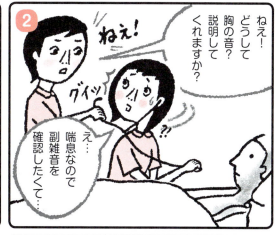
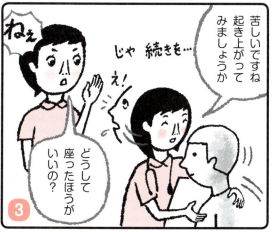
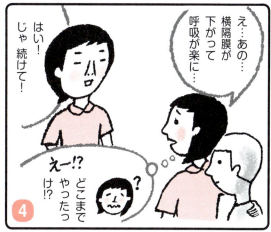

シミュレーションに関するQ&A

Q13 打たれ弱い学生が多く，人前で行動することへの抵抗が強いようです。

A 学習目的のシミュレーションでは，失敗大歓迎です。指導者が本気で失敗を受け入れて，そこから学ぶ態度をもって演習を組み立てて臨めばよいでしょう。人前で行動することへの抵抗が強い学生は，過去に人前で行動して恥ずかしい思いをした経験があったり，人前では模範を示さなければならないと思っている場合があります。ですから，シミュレーション中の学生の様子をしっかりとみて，少しでも戸惑いや不安な様子があれば即中止・中断することを指導者は忘れてはいけません。また，デブリーフィングでは，個人のできた・できないを話題にするのではなく，「できたことは？」「さらによくするにはどうすればいい？」とみんなで話し合えるように進行を心がけましょう（p.80参照）。

Q14 プロンプティングがうまくなるにはどうしたらよいですか？

A αテストやβテスト（テストラン）でプロンプティングなどの方針を統一しましょう。また，指導者だからといって，ビギナーからベテランまでが同じようにできなくても構わないと私は思っています。デブリーフィングで目標に沿った振り返り学習ができればよいでしょう。

Q15 経験のある学習者がリードしてしまい，ファシリテーターの意図とずれてしまいます。

A 対象に合わせて目標を明確化し，シミュレーション中は躊躇せずに値を出します。学習者が勝手に判断して引っ張っていくようなシミュレーションというのは，ファシリテーターがシミュレーション中に学習者をしっかりとみていないケースが多いです。対象者の行動と思考に合わせて，値や患者の様子を伝えるようにすれば，シミュレーション中の患者の状態を勝手に判断することはなくなります。場をコントロールするのはあくまでもファシリテーターだということを貫く姿勢も大切です。

Q16 シミュレーションのまとめはどのようにしたらよいですか？

A 評価表を作って学習者に記入してもらうか，小テストを行います。学習メインのシミュレーションの場合には，個々の学習者を指導者が評価することはしません。まずは，その日の学習目標に対し，自分がどの程度達成できたのかを記録してもらいます。知識の部分は小テストを行って確認しましょう。

D さあ,デブリーフィング!

教えすぎない,しゃべりすぎない,考えさせる発問で,学習者の「あっ,そうか!」「なるほど!」を引き出すデブリーフィングを行いましょう。

デブリーフィングは,シミュレーションを体験した学習者と周囲の観察者(学習者)が,指導者とともにシミュレーション中の思考・感情・行動・態度などを思い出して振り返り,知識と技術の統合や新たな学習課題を確認し合うことでした。これはシミュレーション教育の**最も重要なところ**です。そして指導者としては**最も難しいところ**です。

コツ① 評価しない態度とねぎらう言葉,リラックスできる雰囲気作りを!

シミュレーションで試験を行うのでなければ,シミュレーションを体験した学習者が「評価された」「試された」と思うようなデブリーフィングは避けなければなりません。

■ デブリーフィングは天国と地獄の分かれ道

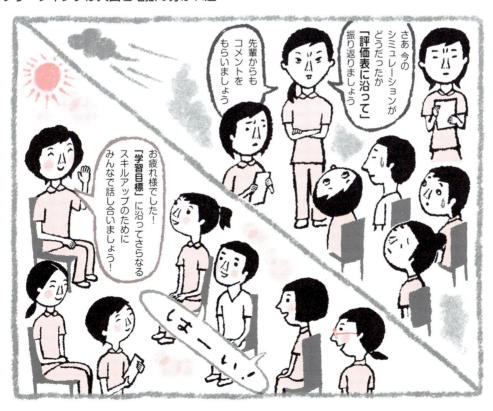

多くの観察者や同僚の前で自分のできなかった点を指摘されたり評価されたりすることは，学習者にとってあまり気持ちのよいものではありません。もうみんなの前でシミュレーションをしたくないとさえ思ってしまうでしょう。そんな苦痛なシミュレーションよりも，多少退屈でも適当に居眠りができて，適当にほかのことを考えることができる受け身の講義や授業のほうがずっと気が楽に違いありません。

シミュレーション指導者は，**学習者のための教育**を提供しなければなりません。学習者が少し恥ずかしい思いをしても，頭と身体の両方を使って集中することで疲れを感じても，それでも「またやりたい！」という気持ちが生まれるような教育を，シミュレーションの体験として提供しなければならないのです。よいデブリーフィングは，学習者がもつ学習への欲求や成長したい思いを満たしてくれるものです。ですからまずはシミュレーションの世界を抜け出たばかりの**学習者の緊張，高揚状態，自己嫌悪に陥っている状態に配慮して，リラックスできる雰囲気を作らなければならない**のです。

指導者の態度や表情も見直してください。上から目線になっていませんか？　硬い表情ではありませんか？　患者さんに接するときのスマイルで場を和ませてください。

コツ② 全員でのディスカッションへと持って行こう

デブリーフィングで指導者が陥りやすいのが，シミュレーションを体験した学習者とデブリーファーとの一騎打ち的な形になってしまうことです。

こうなるとデブリーファーは修正できなくなって，1対1での問答が続き，他の学習者がなかなか参加できなくなってしまい，全員でのディスカッションにならずに終わってしまうこともあります。

このようにならないために，図Ⅱ-7（p.55）で説明したデブリーフィングガイドを作成しておく必要があります。シミュレーションが終わったら，「目標①の観察についてみんなで振り返ってみてください。どんなところを観察していましたか？　よかったところはどこですか？　みんなでホワイトボードにまとめてみましょう。さあ2分ぐらいで！」と，学習者とともにデブリーフィングで学ぶ目標を確認し合い，ディスカッションを始めてもらうようにしましょう。思い切って学習者に司会進行をしてもらうのもよいです。

■ V.S. !!!

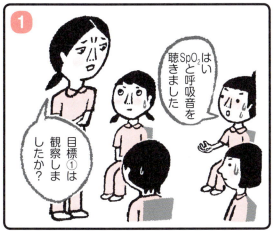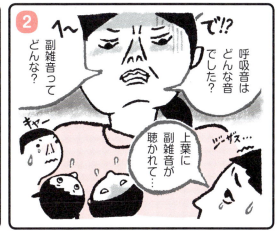
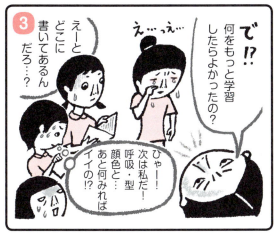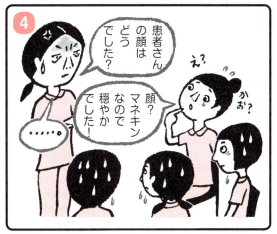

■ みんなで振り返りを

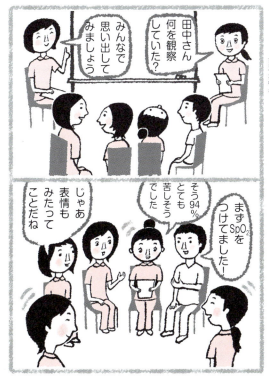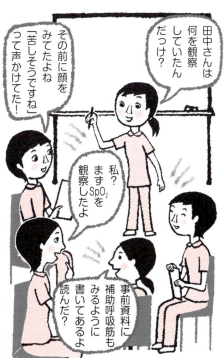

コツ ③ 資料を効果的に使おう

　デブリーフィングで指導者が求めることは，資料から学習者が自ら見つけて，「あっ，そうか！」と学ぶことができるようになることです。

　たとえば，ショックの5Pを観察項目として挙げてほしかったとします。しかし，シミュレーション中に学習者は血圧と脈拍しか観察しなかった。そんなときには，「目標①の『観察ができる』について，できたところと，次に行うとしたら追加したほうがよいと思う観察項目を，話し合って挙げてください」と学習者全員に投げかけます。また，事前学習の資料をみるように促したり，事前学習の中に答えがないときなどは，「ショック時の観察」という資料を用意しておいて，デブリーフィングのときに配布したりします。

D さあ，デブリーフィング！

コツ ④ シミュレーションの場に戻って振り返ろう

　デブリーフィングでは，一度シミュレーションの場に戻ってシミュレーション中の学習者の感情・思考・行動を思い出しながら振り返ることもあります。

　実際にシミュレーションを体験せずに周囲で観察していた学習者も一緒にシミュレーションの場でディスカッションすることで，「もっとこう考えたらよかった」「次はここを観察したらいいね」「次はこういうふうに動いてみたらいいかも」などと気づきの引き出しにつながります。

　シミュレーション中にうまくいかなかったところだけを取りあげて部分的にやってみることも効果的です。

■現場に戻って気づきを引き出そう

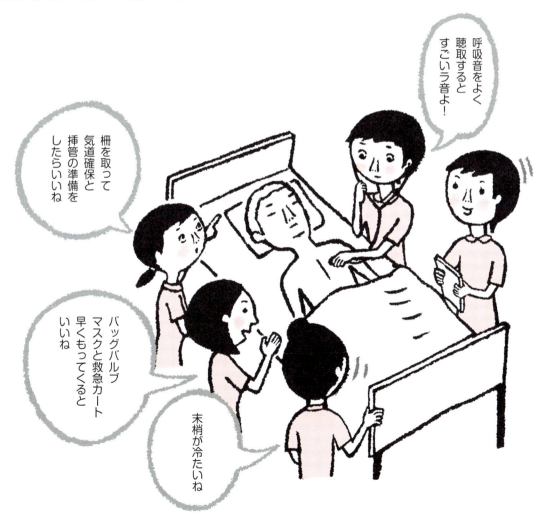

83

コツ ⑤ 失敗を学びに変える，試行錯誤の奨励！

● 謙遜は美徳だけれど……それよりも率直な輝きを

　指導者も学習者も，シミュレーションが終わった直後の気持ちを思い出してみましょう。「うまくいかなかった」と，落ち込みや悔しい気持ちを感じている学習者が多いようです。

　私たちは，人の前で何かを披露するときには，「きちんとやらなければならない！」という気持ちを無意識にもっているようです。ですから，「お見苦しいところをおみせして！」ということになるのです。

　日本が謙遜を重んじる文化をもつ社会だからなのか，「よかったところは？」と質問しても，「いっぱい失敗したのにそんなこと言えない……」とうなだれて，「よかったところはありません」と答える学習者が多くいます。なぜ，自分のよかったところを堂々と言えないのでしょう？　よいところがみえていないと，楽しく生きられません。そしてまた，自分の欠点もみえていないと成長しないのです。看護も同じです。自分の看護の素晴らしいところをしっかり見つめ，それを表現できる人を育てたいものです。そしてシミュレーション学習での失敗を明確な課題として見つめ，自ら苦手なことを得意なことへと変えていく，今まで「できなかった」ことを「できる」にしていき，臨床で輝ける看護師を育てたいと思います。

　ですから，シミュレーションで失敗したときこそ，少女パレアナ（ポリアンナ）のように，「よかった探し」をみんなでしましょう。

● ファジーなお世辞では意味がない

　なお，その際に注意する点ですが，「よく患者さんをみることができていました」「一生懸命やっていましたね」「全体として連携がとれていた感じ」「いい学びの体験でしたね」と曖昧にほめるコメントがよく聞かれます。これでは本当にほめていることにはなりません。学習者にとって何がよかったのか，まったくわかりません。もし「うまくいかなかった！」と強く学習者が思っている場合には，これは表面的なお世辞となってしまいます。ほめるときには具体的に表現するようにしましょう。

■ よい点は具体的に

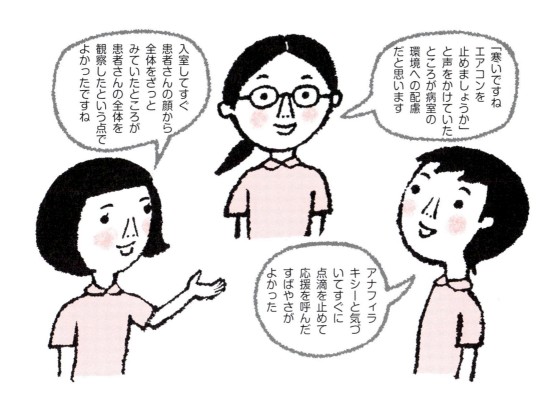

■ 具体的な視点を取り出すための工夫

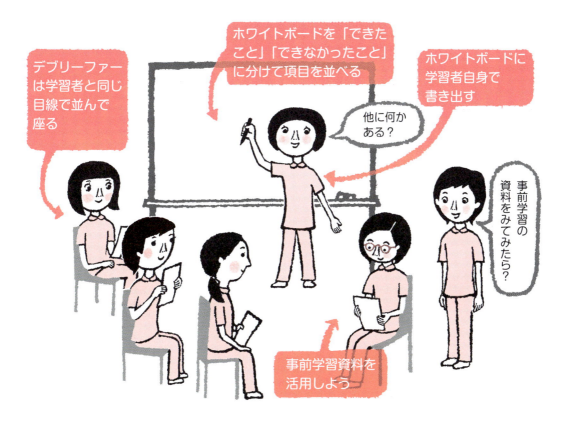

● どこが・どうして・どうすれば？

「うまくいかなかった」ことにかかわる場合にも，うまくいかなかった点を，以下の視点で具体的に取りあげて議論することが大切です。

・どこが，うまくいかなかったのか？
・どうして，うまくいかなかったのか？（知識・技術・態度のどれか）
・どうすれば，うまくいくのか？

決して，「何回か繰り返せばうまくいくわ」などと，曖昧なことで終わらないようにします。

● 学習者の未熟さを受け入れよう（広い心で）

そしてさらに大切なことは，学習者にたくさん発言させることです。失敗してもよいのです。発言させてください。学習者は未熟です。課題に対する解決策や答えがなかなか見つけられないことも多いのです。どんな意見が出ようが，しばらく議論を見守りながら，間違った答えや，答えから程遠い発言もすべて「そうだね，それもあるね」などとして受け入れます。

■ デブリーフィング版「北風と太陽〜北風編〜」

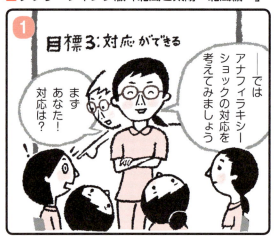
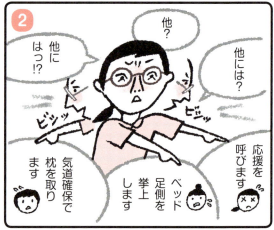
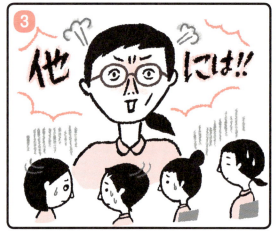
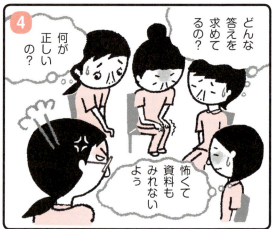

学習者自身で間違っていることに気がつけるように、指導者は中立でいて、彼らが間違いや失敗を繰り返す試行錯誤を経て、正しい答えや対応を自ら導き出していけるような疑問や発問を投げかけたり、資料を提示して考えさせたりしていきます。シミュレーション教育は、間違いも失敗も学びに変えるということ、自分の意見や考えを正しくても間違っていても表現し合い、気持ちよく議論するということも学べる教育方法なのです。

■ デブリーフィング版「北風と太陽〜太陽編〜」

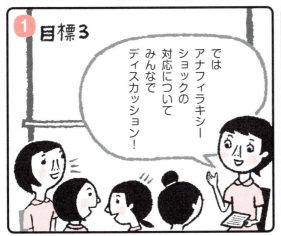
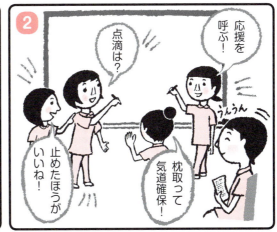
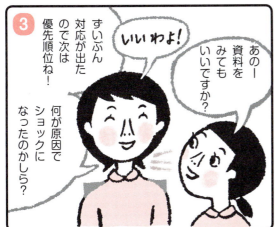
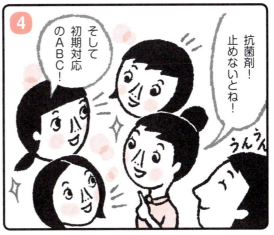

コツ⑥ 1回のデブリーフィングで欲張らない！

●デブリーフィングはすべてを取りあげられるほど長くない

　シナリオ作成ではデブリーフィングガイドを作成しました。指導者の中には，1回のデブリーフィングでガイドシートに挙げたすべてを引き出して議論しなければならないというプレッシャーにかられる人も多いようです。

　その結果，学習者の議論を静観する余裕がなくなって，結局中途半端なデブリーフィングとなってしまうこともみられます。

　デブリーフィングは1回のシミュレーションの時間に対して2〜3倍の時間で行うのがよいとされています。

　10分のシミュレーションであれば，20〜30分のデブリーフィングとなります。デブリーフィングガイドシートで挙げたすべてを1回30分程度のデブリーフィングで取りあげて議論するというのは難しいことです。

■時間の配分を間違うと……

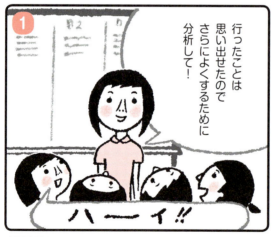
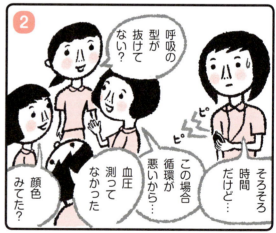
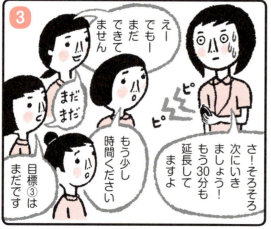
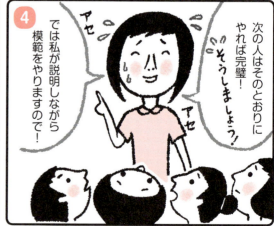

● 少しずつ，着実に進めていこう！

　勤務後のトレーニングの場合には，トレーニングにかかる時間は60分以内を目安にするとよいでしょう。仕事の疲労もあるので，短いほうが効果的だからです。たとえば学習者が3人いるとして，プレブリーフィングで10分，まとめに5分必要だと，残りが45分となります。そうなると，1人につきシミュレーション時間は5分で，デブリーフィングが10分程度のタイムスケジュールとなります。15分×3人分でデブリーフィングガイドのすべてを取りあげることができるように，目標を絞り，ガイドの内容を考えなければならないということです。

　「欲張らずに進む」ことがポイントです。1回のデブリーフィング（1人目の体験）から目標①を話題にし，2回目のデブリーフィング（次の学習者）で目標②を話題にするというように，少しずつ進めていく，少しずつ議論を深めていくのがおすすめです。

■ メリハリをつけて上手にまとめましょう

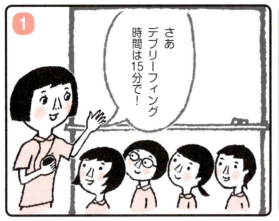
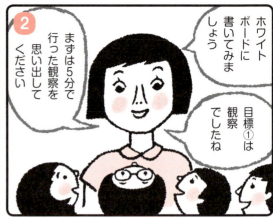
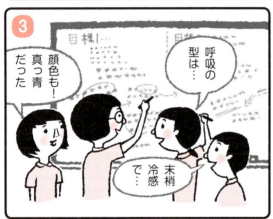
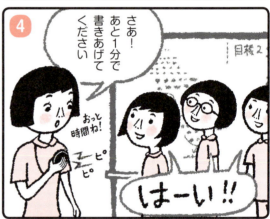
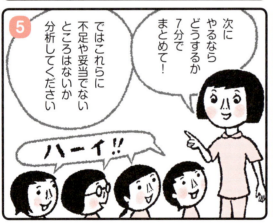
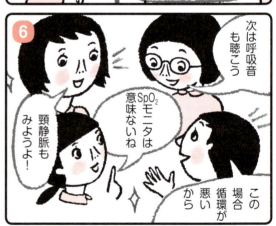
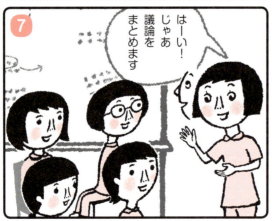
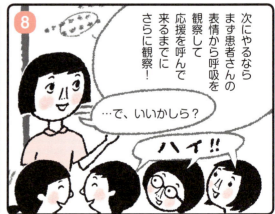

コツ⑦ 枠組みの利用と時間管理をしっかりと！

● Plus-Deltaのススメ

デブリーフィングの際には，一定の枠組みを活用するとよいでしょう。デブリーフィングに慣れていないデブリーファーには，Plus-Deltaの枠組みがおすすめです。

■ 枠組みを使ってデブリーフィングを進めてみよう

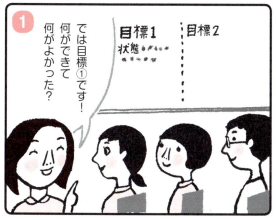
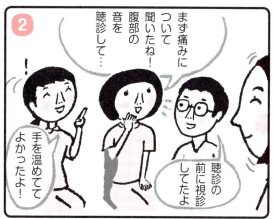
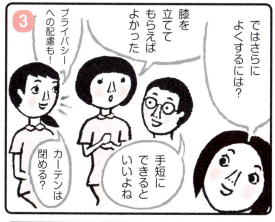
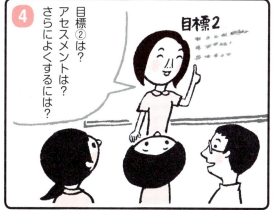
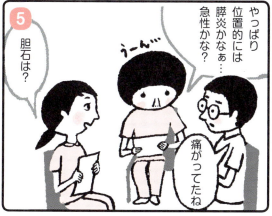
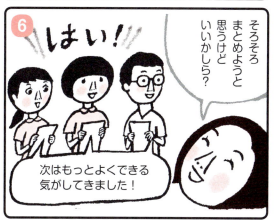

Plus：あなたやチームのよかった点はどこですか？
Delta：あなたやチームがさらによくなるために改善するべき点はどこですか？

この2つの枠組みで議論を進めていきます。ポイントは，しっかりとデブリーフィングの時間管理をすることです。

● 上級者はGASモデルで

デブリーフィングに慣れてきたらGASモデルを使ってください。GASモデルとは，表Ⅲ-1に示すように「Gather（情報収集）」「Analyze（分析）」「Summarize（まとめ）」の枠組みでデブリーフィングを進めていくものです。この枠組みでは，デブリーフィング全体の時間の中で，それぞれの占めるおおよその時間の割合も示してあります。

表Ⅲ-1　GASモデル

段階	目標	行動	発問の例	時間の割合
Gather（情報収集）	学習者がシミュレーションで何を考え，どのように感じたのかを聞き出す	・チームリーダーにシミュレーション中のことを話すように促す ・チームメンバーから補足説明などを求める	・皆さん，どのように感じましたか？ **チームリーダー**：何が起きたか話してください **チームメンバー**：追加することはありますか？	25%
Analyze（分析）	学習者が行動を振り返り，分析できるように支援する	・シミュレーション中に起きたことを正確に振り返る ・正しいこと，間違ったことなど，観察したことを挙げる ・学習者が思考過程に気がつけるように，思考過程を明らかにするような一連の質問をする ・学習者が実践を振り返るのを手助けする ・学習者が常に学習目標に向かうようにする	・私は〜に気づいたけれど ・もっとそれについて話してみて ・どのように感じたの？ ・○○の部分についてもっと説明して **ディスカッションの混乱を解消するとき**：大切なことは，誰が正しいかではない，患者さんにとってどうだったかを考えてみよう	50%
Summarize（まとめ）	デブリーフィングセッションで学んだことをまとめて確認し合う	・学習者はチームや個人のよかった点と改善すべき点を確認し合う ・指導者はまとめのコメントをする	・効果的だった点，よかった点を2点ほど挙げてみよう ・あなたやチームの改善すべきところを2つほど挙げてみよう	25%

（O'Donnell JM, Rodgers DL, Lee WW, et al：Structured and supported debriefing.［Computer software］. Dallas, TX；2009.）

注意点

　最後に，コツではないのですが，デブリーフィングの注意点を挙げておきます。

トレーニングの録画は全編を視聴するのではなく，目標に沿って効果的だと判断する場合のみ一部視聴するなどの利用をおすすめします。

　毎回，トレーニングが終われば自分の姿を録画で客観的にみられるのだから……と思っていたのでは，行動しながら自分の言動を記憶しておく訓練になりません。私たち医療者は，臨床においては，患者さんのことであればどんな些細なことであっても記憶して記録に残す責任があります。録画していなくても，きちんと記憶できるような力をつけたいところです。

　ただし，技術のトレーニングのときには，自分では無意識に清潔野にさわっていたとか，固定する手のフォームがおかしいなどというのは，録画したものをみて客観的に確認してもらったほうが効果的です。次ページのコラムも参考に，注意点を踏まえて使用してください。

シミュレーションを行って，もしそれが完璧な動きであったとしても，デブリーフィングは必ず行ってください。

　一見すれば目標に到達したような完璧なパフォーマンスでも，その裏側にある思考や判断がどうだったのかを確認する必要があるからです。決して目にみえる行動だけで満足して終わらずに，必ず振り返るようにしましょう。この振り返りが習慣化されて，実際の臨床でも同じようにスタッフが振り返りながら，さらによい看護を追求していけるようになるとよいと思っています。

録画活用のヒント

　効率のよい振り返りのために，最近，私が使っている方法をご紹介します。

　まず，iPadやデジタルカメラの動画モードを利用して，「ここは振り返ってほしい」というところを1～2分，撮影します。

　そして，iPadですぐに再生したり，デジカメのメモリーカードをパソコンに入れて再生したりして視聴し，「この場面では誰が患者さんを観察していますか？」「次はどうすればよいですか？ みんなで対策を考えてください」などと話題を提供しています。

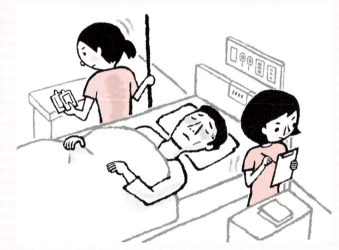

デブリーフィングに関するQ&A

Q17 デブリーフィングで意見が出てこないとき，ファシリテーターはどうしたらよいですか？

A 指導者は，実施した学習者を評価する気持ちをもたないことです。また，指導者の側に，「正しいこと」を発言してほしいという気持ちがあると，学習者は黙ってしまいます。どうすれば話しやすくなるのか，考えやすい質問とは何かを常に考えて誘導することです。質問を変えてみる，話し合うための資料を出す，一緒に考えるなど，何でも発言できる環境を作れるように指導者側が変わることも大切です。

Q18 デブリーフィングで資料を渡すタイミングはいつがよいですか？

A デブリーフィングガイドでは，目標に沿って，学習者に何を学習させたいか，その学習を導くためにはどのような発問をすればよいのかを決めます。そして，大事なことは，発問の回答を指導者が前もって具体的にしておくことです。そのようなガイドを作成すれば，資料を配るタイミングも自然に明確になってきます。

Q19 学習者がシミュレーション中に間違ったことをして，デブリーフィングでも気づかない場合はどうしたらよいですか？

A ガイドラインを示したり，手順と照らし合わせるなどの方法もありますが，学習者が必ず気づくように質問をしたり，場面を思い出してもらうことが大切です。1回のデブリーフィングで間違いに気づかせようと焦らず，何回かデブリーフィングを繰り返している間に気がつけるように導いていきます。たとえばアナフィラキシーショックの設定をする場合，患者の症状や模擬患者の演技の中で，必ずアナフィラキシーにたどり着けるようにシナリオを仕込んでおくことが大切です。それでも気づかない場合には，資料を渡して，学習者らに，自分に不足していたのは何か（観察なのか知識なのか）を考えさせるようにします。

Q20 目標に挙げたこと以外の，態度や言葉遣いなどを指導してもよいでしょうか？

A 個人の価値観による判断でデブリーフィングに取りあげると，感情が入ってしまうことが多いです。私は，シミュレーションを長時間行う場合には，休憩時に指導者が集まって，各グループでのファシリテーションやデブリーフィングで問題になったこと，困ったところがないかを確認します。1人のファシリテーターが，シミュレーションのブースの中で個人に対して態度や言葉をストレートに指摘することはあまりしません。多くの仲間がみている中で指摘されると，誰だって傷つきます。ストレートに伝えたいときには，個人的に話します。全体で取りあげたいときには，すべての目標を優先させて行ってから，全体に向けて（誰と特定しないで）態度や言葉が気になったところがある場面を取りあげ，全グループに考えてもらうようにしています。また，目標に挙がっていないことなら，そのときには指摘せず，学習者の一つの傾向として指導者が把握しておき，臨床での患者とのかかわりの中で，うまく指導していくなどの材料にしたりします。態度があまりにも気になったとしたら，次のシミュレーションでは，態度を第一の目標にすることも一つの方法です。人は，一度にいろいろと言われてもすぐには自分を変えられないものです。指導の場面は日々，たくさんあります。どこで学ばせるのか，どこで自分を振り返らせるか，一番効果的な場面を見つけて繰り返し指導することが大切です。

E シミュレーション教育の指導者に求められるスキルとは

　シミュレーション教育における指導者は，学習者がこの教育を通して専門性の高い知識に裏打ちされた看護実践力を向上させ，また，看護観を深めていくことを支援する役割を担います。そのためには，「教える」のではなく，学習者と「ともに学び」，学習者の「気づきを引き出す」かかわり方を身につけなければならないでしょう。実は指導者自身の看護観，物の見方，人の育て方を問われているのかもしれません。

　シミュレーション教育での指導者に求められるスキルをまとめます。図Ⅰ-1（p.6）で示した，「看護師に必要な能力」にも通じるものがあることにお気づきになるかと思います。

①臨床でシミュレーションの素材を見つけるセンスと，それを教材化する力

②学習者のレディネスやニーズに基づいてシナリオをデザインする力

③学習環境の設営，シミュレータなどの教材，模擬患者などをコーディネートする力

④学習者のシミュレーションでの集中力を持続させ，やる気を引き出す支援力

⑤シミュレーションの場を盛り上げてリアリティを促進する演技力や表現力

⑥デブリーフィングで学習者の議論を促す対話力

⑦指導者・他職種の医療者との円滑なコミュニケーションを図る力

⑧自らの作成したシナリオと指導を客観的に振り返り，さらによくしようとする力

指導のスキルに関する Q&A

Q21 ファシリテーターのトレーニングとして，何をしたらよいですか？

A 研修に参加したり，シミュレーションセンターでシナリオを作成したりするとよいでしょう。私の施設でも，行った研修を録画して，多くの指導者らとともに指導方法を評価しながら振り返り，改善策を毎回立てています。自分の作成したシナリオを実施してみて，それを振り返ることが指導者としてのトレーニングになります。

Q22 ファシリテーターの力量によって，学習者の成果に差が出ませんか？

A 言葉の選び方，目標の立て方などによって，教育の質を一律にできないことは確かにあります。ただし，私はファシリテーターの力量の差は永遠にあると思いますし，それがよい場合もあると思っています。指導の最低限の内容や指導方法について，アウトラインシートやデブリーフィングガイドシートを使って共有すれば，学習に大きな差がつかなくなるでしょう。

Q23 同質のデブリーフィングができるようになるには，指導者間の情報共有をどのようにすればよいですか？

A シナリオができたら，ファシリテーターの間でαテストを行いましょう。自分のデブリーフィングをみてもらって意見をもらうなど，指導内容をお互いに評価し合えるようになるとよいですね。事前準備は大変ですが，どんなデブリーフィングを目指しているのかを共有し合う時間をできるだけ作り，実施したことを録画して振り返ると力がつきます。

Q24 1年次でできていた血圧測定が3年次にできなくなるのは，シミュレーションの方法が悪いのでしょうか？

A テストのためだけに覚えた手順など，すぐに忘れて当たり前です。3年次でもしっかりできるようにしたいのであれば，血圧を測定する機会を増やさなければならないでしょう。あるいは，忘れるのも当たり前と思って，再度学習するように促すかです。私は，忘れていたら，もう一度思い出す時間を提供して学習させてもよいと思っています。はじめて覚えた1年次の頃よりは，思い出すのも早いでしょう。そのうち実習が始まり，看護師となって毎日測定していたら，数年間ブランクがあってもすぐ，前のようにできるようになります。学生時代は完璧を求めず，忘れることを許容して繰り返し付き合うのも，指導者・教員の役割だと思っています。

Q25 限られた授業時間の中で，どのようにシミュレーションを取り入れるか悩んでいます。

A 私は，今まで行ってきた授業の一部にマネキンを用いたり，術後の急性期の授業をシミュレーションで行ったりしています。実習のカンファレンスをシミュレーションにしてもよいでしょう。時間なんていつだってあります。時間は工夫や発想で作り出すものだと思います。また，授業を組み立てるときに，繰り返しができるように考えます。学生の一部にしか実施できない，もしくは，1回しか行えないようなときには，そのような授業を数回行った後でグループOSCEをする時間を作ったりしています。科目の最後にテストを入れると，学生は自主的に繰り返し練習しています。

Q26 実施したシミュレーション研修をどのように評価すればよいですか？

A 臨床に活かすことのできるシミュレーション研修を企画することから始まります。シミュレーションで行ったことが臨床で体験できるようにしておかなければいけませんし，シミュレーションで行ったことを臨床側もわかっていて，双方で同じ評価表を使って評価してはいかがでしょう？

Q27 シミュレーション教育のプロセスをどのように評価するのかを教えてください。

A シミュレーション教育には2種類あります。学習と評価です。授業のたびにテストをする教員はいないと思います。授業の目的によっては小テストを行うこともあるでしょうが，それは，おそらく形成的な評価で，自分の授業を次にどのようにしたら学生のニーズに合うのか，学生の育ちに効果的なのかを知るためだと思います。私の場合は，トレーニングごとに私が個々の学習者を評価することはありません。ただし，学習者が目標をどの程度達成したのか，自分を振り返るための学習者による自己評価はしてもらっています。また，私が提供したトレーニングに対する評価もしてもらいます。教員に必要なのは，自分の提供した授業や演習・臨床実習での指導に対する，学習者からの手厳しい評価だと私は思っています。個々のトレーニングでは，指導する側が学習者を評価することはあまりせず，10回とか15回とか，シリーズが終わったときに評価をさせてもらうようにしています。

効果的なシミュレーション教育とは

　シミュレーション教育は，教育方略の一つにすぎず，万能ではありません。教育内容に応じて講義，TBL，PBL，シミュレーションなど，各教員・指導者や各学校・施設の方針などで工夫されてよいと思います。そして，「これが正しい」というシミュレーション教育の行い方，評価の仕方はありません。基本的に，学習者が模擬的な環境の中で体験をし，それを目標に照らして知識・技術・態度などを振り返り，不足している知識などを学び直す，新たな知識を学ぶといった学習がデブリーフィングでできればよいのです。学習者の人数も，教員や指導者の人数も，評価の仕方も，お金のかけ方も，各学校・施設や各教員・指導者の工夫次第です。

　そして，学習者を評価することも大切ですが，教員・指導者自身が自分の提供した授業や演習をできるだけ多くの他の教員・指導者にみてもらい，ともに振り返り評価することのほうが大切であって，そのような教員・指導者の振り返りが，シミュレーション教育を効果的にするのだと思っています。

参考文献
- 阿部幸恵：臨場感あふれるシミュレーション教育に必要な"構成力"と"演出力"：学習者の主体性を引き出すシナリオ作りと指導のコツ．看護人材教育．2012；9（1）：49-55．

おわりに

～これからシナリオを作成し，指導を企画する皆さん，
　これから自主的にシミュレーションで学習する皆さんへ～

　皆さんに，私がこれまでシミュレーション教育に携わってきて見つけた大切なことを伝えたいと思います。それは，「どのようなトレーニングも，実際の患者さんを思い描いて想像しながら行う」ということです。個人で行う場合も，仲間と行う場合にも，指導者や施設が企画したものを受講する場合にしても，そうです。

　高価なシミュレータは便利です。モニタが本物そっくりに画面に出ます。ピッピッピとリアルな音も出ます。臨場感が高まります。しかし，シミュレータで表された「血圧が低い」「致死的不整脈の出現」などの急変状態に対して，応援を呼ぶ，バイタルを測る，挿管を介助して呼吸器をつけるなどの目にみえる対応がいくら正確に行えても，横たわっているマネキンを通して真の患者さんを想像し，「もしも，これが本当の患者さんだったら」と思って本気で診ようと（看ようと）し，今できる看護を考えることがなければ，それは単にシミュレーションルームに横たわるマネキンから与えられた「急変への対応」という課題を達成させた，一時の達成感や気持ちの高揚で終わってしまいます。

　急変のトレーニングは確かに大切です。しかし，しっかりとキャリアに基づいた業務的対応ではなくとも，何気ない日常の検温，配膳，検査出し，エレベータ内でのお見舞いの方への対応，外来待合で待つ患者さんの観察と対応，亡くなった方のお見送りなどで，心のこもった専門家としての看護を取りあげて日頃の看護を見直すというトレーニングも大切だと思っています。いくら急変のシミュレーションがスキルアップしても，日常での患者さんへの対応が心ないものであれば，シミュレーション教育は何の意味ももちません。

　トレーニングで明日の看護が変わる，そんなシナリオを皆さんには作っていただきたいです。キャリアを重ねるほどに高い実践力がもてるような，キャリアを重ねるほどに看護への誇りと自信が高められるようなシミュレーションを展開していただきたいと思っているのです。

本書は，2011年から始まった，日本看護協会出版会が主催する全国看護セミナー「シミュレーション教育における効果的な指導」の内容を，2013年にまとめたものの改訂版です。本セミナーは，今年で6年目を迎えています。

　第1版は，セミナー受講者からの「セミナー受講後は『自分でもうまくできそうだ』と思っていたが，実際やってみるとうまくいかない」という声を受け，そういった方々の道標になることを期待して作成しました。第1版の発行から数年がたち，シミュレーション教育は看護教育にかなり導入されるようになりました。指導者も増え，指導スキルも向上してきました。受講者の質問や悩みも少しずつ変わってきました。これからこの教育を学ぶ方，実際にシミュレーション教育を実施しているがうまくいかないので基本に立ち返りたいという方，自施設での指導者養成を行いたい方など，多様なニーズに応えることのできるような道標へと，本書も変わる必要があると感じて，改訂を行うことにしました。

　本改訂版でも，セミナー受講者からのご質問やご意見が貴重な資料となりました。心よりお礼を申しあげます。また，セミナー開催について細かい進行にこだわる私の要望に，いつも快く応え，全面的に支援してくださいました日本看護協会出版会の営業部の方々，私のよき理解者として最後まで伴走してくださった編集部の方々，そして，イラストを担当してくださったしおたまこさんに深く感謝申しあげます。

阿部幸恵

索引

看護のための　シミュレーション教育はじめの一歩ワークブック　第2版

欧文

ADDIEモデル	11
ARCSモデル	35
ATC21s	4
Dale, E.	9
GASモデル	92
ID（インストラクショナル・デザイン）理論	11
in debriefing	76
Kolb, D. A.	9
OECD（経済協力開発機構）	4
OMP（1分間指導法）	7
OSCE（客観的臨床能力試験）	12, 26
PBL（問題基盤型学習）	15, 17, 99
Plus-Delta	91
SMART	35
TBL（チーム基盤型学習）	15, 17, 99
αテスト	25, 59, 60, 78, 97
βテスト	25, 59, 61, 78

和文

あ

アルゴリズム・ベースド・トレーニング … 13

い

5つのマイクロスキル … 7
1分間指導法（OMP） … 7
医療過誤の原因 … 8
医療者教育におけるシミュレーション教育 … 8
インストラクショナル・デザイン（ID）理論 … 11
インストラクター … 23

お

オペレーター … 24, 68

か

学習 … 12, 98
　──のピラミッド … 9, 10
学習環境 … 41
　──の準備 … 68
学習者が大人数の場合 … 49
学習者が少人数の場合 … 48
学習者からの評価 … 98
学習者の設定 … 33
カード … 75
環境の忠実度 … 18
看護学教育におけるシミュレーション教育の歴史 … 8
看護師に必要な能力 … 6, 96
観察学習理論 … 11
患者の忠実度 … 19

き

キーコンピテンシー … 4
机上でのシミュレーション … 16
気づきの引き出し … 83
客観的臨床能力試験（OSCE）… 12, 26
キューイング … 25
　──のスキル … 76
教育改革 … 4
教材の選定 … 41
勤務後のトレーニング … 89

く

具体的な視点を取り出すための工夫 … 85
具体的にほめる … 84

け

経験 … 24
　──の円錐 … 9, 10
経験学習理論 … 9
　──のサイクル … 10
経済協力開発機構（OECD） … 4
ケース … 25

こ

効果的な学習 … 44
　──とするための指導のコツ … 66
効果的なシミュレーション教育 … 99
高機能シミュレータ … 21
　──がない場合 … 69

103

さくいん

構成主義的学習理論……………………………… 10
コーチング…………………………………………… 25
コンピテンシー……………………………………… 4

▶し

時間の配分…………………………………………… 88
施設の集合研修……………………………………… 49
事前学習……………………………… 14, 37, 67, 69
事前学習資料の内容と量……………………… 37, 69
事前準備………………………………………… 67, 69
シチュエーション・ベースド・トレーニング…… 13, 28, 57
実習…………………………………………………… 48
実践力………………………………………… 2, 5, 6, 54
失敗………………………………………… 12, 78, 84, 86
質問…………………………………………………… 24
指導者………………………………………………… 23
　──に求められるスキル………………………… 96
　──のかかわり…………………………… 46, 54, 74
　──のスキルアップ……………………………… 7
　──の態度や表情………………………………… 80
　──の振り返り…………………………………… 99
　──の役割シート………………………………… 44
指導者側が変わること……………………………… 94
指導者間の情報共有………………………………… 97
シナリオ……………………………………………… 25
　──の材料………………………………………… 32
シナリオ作り………………………………………… 62
　──の流れ………………………………………… 28
　──のはじめの一歩……………………………… 32
シナリオデザインシート……………………… 37, 38
シナリオフォーマット……………………………… 37
シミュレーション………………………… 9, 15, 16, 24, 78
　──による学習…………………………………… 13
　──の時間………………………………………… 62
　──の流れ………………………………………… 37
　──の人数………………………………………… 63
シミュレーションアウトラインシート…… 37, 39, 46, 47, 74
シミュレーション教育………………………… 2, 8, 99
　──の核…………………………………………… 54
　──の限界………………………………………… 22
　──のステップ…………………………………… 15
　──の流れ………………………………………… 14
　──の用語………………………………………… 23
　──の利点………………………………………… 22
シミュレーション研修時の資料…………………… 69
シミュレーション研修の評価……………………… 98
シミュレーションスペシャリスト………………… 24
シミュレーション中のかかわり…………………… 46
シミュレーションルームがない場合……………… 63
シミュレータ……………………… 18, 20, 21, 25, 69
授業…………………………………………………… 49
術後出血対応ケース………………………………… 32
生涯学習する力……………………………………… 2
状況設定……………………………………………… 36
小テスト………………………………………… 78, 98
資料の活用…………………………………………… 82
資料を配るタイミング……………………………… 95
心理的忠実度………………………………………… 20

▶す

スケール型評価表…………………………………… 58

▶せ

設営シート……………………………………… 41, 43
セッション…………………………………………… 24
全員でのディスカッション………………………… 80
専門医試験…………………………………………… 26

▶そ

卒後研修……………………………………………… 26

▶た

体験…………………………………………………… 24
タイミング…………………………………………… 75
多重課題における判断力の強化…………………… 17
多重課題のシミュレーション表…………………… 17
タスクトレーニング………………………………… 13

▶ち

チェックリスト型評価表…………………………… 57
知識に裏打ちされた実践力………………………… 54
チーム基盤型学習（TBL）………………… 15, 17, 99
チームステップス…………………………………… 63
チームトレーニング………………………………… 63
中機能シミュレータ………………………………… 20
忠実度（フィデリティ）…………………… 18-20, 41, 68

▶て

低機能シミュレータ ……………………………… 20
ディスカッション ………………………………… 80
ディレクター ……………………………………… 23
テストラン ……………………………… 59, 73, 78
デブリーファー ……………………………… 24, 80
デブリーフィング ……… 8, 9, 15, 24, 54, 76, 78, 79, 94
　　──でのかかわり ………………………… 54
　　──の時間 ………………………………… 88
　　──の注意点 ……………………………… 93
　　──の枠組み ……………………………… 91
デブリーフィングガイド ……………………… 54, 80
デブリーフィングガイドシート ……………… 54, 55
デモンストレーション …………………………… 11

▶と

当日までの準備 → 事前準備
トレーニングルーム ……………………………… 18

▶に

21世紀型スキル …………………………………… 4
人数に応じた実施方法 …………………………… 48

▶ね

ねぎらう言葉 ……………………………………… 79

▶の

ノンテクニカルスキル …………………………… 8

▶は

ハイブリッドシミュレーション ………………… 25
発問 ………………………………………………… 24

▶ひ

評価 …………………………………………… 12, 98
評価しない態度 …………………………………… 79
評価表 ……………………………… 57, 58, 78, 98
評価方法 …………………………………………… 57
病棟内での学習会 ………………………………… 48

▶ふ

ファシリテーター …………………… 23, 78, 94
　　──のトレーニング ……………………… 97
　　──の力量 ………………………………… 97
フィデリティ（忠実度） ……………… 18-20, 41, 68
物品シート …………………………………… 41, 42
振り返り ………………………………… 7, 9, 93, 99
プレブリーフィング ………………… 8, 14, 24, 71
プレブリーフィング時の説明内容 ……………… 45
プログラマー ……………………………………… 24
プロンプティング ……………………………… 25, 78
　　──のスキル ……………………………… 76

▶へ

米国医療の質委員会 ……………………………… 8

▶ま

まとめ ………………………………………… 15, 78

▶も

模擬患者 ……………………………… 18, 26, 68
目標設定 …………………………………… 33, 62
目標に挙げたこと以外の指導 …………………… 95
目標や題材を考えるコツ ………………………… 62
模倣学習 …………………………………………… 11
問題基盤型学習（PBL） …………………… 15, 17, 99

▶ゆ

誘導 ………………………………………………… 94

▶ら

ラボマネジャー …………………………………… 24

▶り

リアリティ ……………………… 46, 54, 63, 68, 75
リーダーシップ力の強化 ………………………… 16
リラックスできる雰囲気 ………………………… 79
臨床現場で行うトレーニング …………………… 18
臨床推論力の強化 ………………………………… 16

▶れ

レディネス ………………………………………… 26

▶ろ

録画 ………………………………………………… 93
録画活用のヒント ………………………………… 94

著者略歴

阿部幸恵

東京医科大学医学部看護学科／大学病院シミュレーションセンター 教授

防衛医科大学高等看護学院卒業。循環器，救命救急，高齢者施設，保育園で臨床を経験。1997年からの9年間は大学および大学院に在籍し，小学校教員免許，児童学博士号を取得。2006年以降，全医療者・医療系学生対象のシミュレーション教育に携わる。2011年琉球大学医学部附属病院地域医療教育開発講座准教授，2012年同講座教授およびおきなわクリニカルシミュレーションセンター副センター長，2014年東京医科大学病院シミュレーションセンターセンター長を経て，2017年より現職。

看護のための
シミュレーション教育はじめの一歩ワークブック　第2版

2013年7月1日	第1版第1刷発行　＜検印省略＞
2015年2月10日	第1版第3刷発行
2016年5月1日	第2版第1刷発行
2023年7月10日	第2版第5刷発行

著　者　阿部 幸恵

発　行　株式会社日本看護協会出版会
〒150-0001 東京都渋谷区神宮前5-8-2　日本看護協会ビル4階
注文・問合せ／書店窓口：tel.0436-23-3271　fax.0436-23-3272
編集：tel.03-5319-7171　https://www.jnapc.co.jp

イラスト　しおたまこ

デザイン・印刷　株式会社トライ

©2016 Printed in Japan　ISBN 978-4-8180-1940-9

本著作物（デジタルデータ等含む）の複写・複製・転載・翻訳・データベースへの取り込み，および送信（送信可能化権を含む）・上映・譲渡に関する許諾権は，株式会社日本看護協会出版会が保有しています。
本著作物に掲載のURLやQRコードなどのリンク先は，予告なしに変更・削除される場合があります。

JCOPY〈出版者著作権管理機構　委託出版物〉
本著作物の無断複製は著作権法上での例外を除き禁じられています。複製される場合は，その都度事前に一般社団法人出版者著作権管理機構（電話 03-5244-5088，FAX 03-5244-5089，e-mail: info@jcopy.or.jp）の許諾を得てください。

看護のための
シミュレーション教育はじめの一歩ワークブック
第2版

別冊
シナリオ集

1. シナリオ例①
   受け持ち患者への挨拶と確認:学生編 …………………… 2
2. シナリオ例②
   複数患者のフィジカルアセスメント:学生編 ……… 8
3. シナリオ例③
   初期評価(ABCDE)と対応:新人看護師編 ……… 14
4. シナリオ例④
   初期評価(ABCDE)と対応:
   チームトレーニング編 ………………………………… 20
5. シナリオ例⑤
   症状別フィジカルアセスメント(小児のけいれん):
   学生・救急外来看護師編 ……………………………… 27
6. シナリオ評価表例
   学習者用/指導者用 ……………………………………… 33

シナリオデザインシート

1. テーマ	受け持ち患者への挨拶と確認	4. シミュレーション時間	7分/回
2. 学習者・人数	最終学年の学生（統合分野） 1人/sim　1グループ6人程度	5. プレブリーフィング時間	10分
3. 場　面	混合病棟	6. デブリーフィング場所・時間	カンファレンス室　14分/回

7. 目　標　①複数患者の状態を把握できる
　　　　　　②患者の病床環境を確認し整備ができる

8. 患者情報（1）

氏　名：	田中初枝	年　齢：	102歳
性　別：	女性	国籍（人種）：	日本
身　長：	140cm	キーパーソン（主介護者）：	城田のぶ子（娘）
体　重：	36kg	連絡先：	○○○-△△△-×××1

アレルギー：　なし
既往歴：　65歳　脳梗塞（右半身麻痺）
診　断：　肺炎
現病歴：　1週間前から風邪をひき，近医を受診していたが改善せず，3日前から39.0℃の発熱，咳嗽激しく痰の量も増える。食事がほとんどとれなかった。昨夜，様子をみに来た娘が付き添って救急外来を受診。肺炎と脱水により昨日21時に緊急入院となった。抗菌剤1日2回点滴（10時，18時）左手上腕に静脈確保し，ラクテック®注500mLを80mL/h（6時に更新）。酸素3L/分マスク，尿道カテーテル留置。
今朝のバイタルサイン：BT=38.0℃（頭部に氷枕6時交換），PR=90回/分，整，BP=90/50mmHg，RR=22回/分，促迫，浅表性，咳嗽頻回。SpO2=96％（酸素3L/分マスク），呼吸音両肺全肺野で副雑音あり，自力にて痰の喀出が難しく，吸引施行し黄色の粘稠痰多量。吸引後は右下葉に副雑音軽度。痰の喀出ができれば呼吸苦改善。咳嗽による胸部から腹部の筋肉痛あると訴える。倦怠感が強い。自宅ではほとんど臥床していたようで，仙骨部に発赤あり。失禁することがあるのでパンツ型のおむつ使用。2時間ごとの体位変換とする。8時30分に左側臥位から仰臥位に体位変換。昨日入院から今朝6時までの尿量600mL。認知症なし。100歳を超えていて時々つじつまの合わない言動や健忘がある。

患者情報（2）

氏　名：	佐古花子	年　齢：	82歳
性　別：	女性	国籍（人種）：	日本
身　長：	163cm	キーパーソン（主介護者）：	佐古はるお（夫）
体　重：	70kg	連絡先：	○○○-△△△-×××2

アレルギー：　なし
既往歴：　45歳　糖尿病
診　断：　蜂窩織炎
現病歴：　右下肢の蜂窩織炎で2日前に入院。セファメジン®α1g×2（10時，22時に生食100mLで溶解）。糖尿病は食事療法と内服にてコントロールしていたが，今回入院時にBS=368mg/dLと高く，HbA1cも9.0％と高いことから入院後はヒューマリン®R 2単位毎食前に皮下注。食事療法1600kcal。
今朝のバイタルサイン：PR=72回/分，整，BP=120/70mmHg，RR=12回/分，SpO2=99％，BT=37.2℃，BS=116mg/dL。右下肢の熱感と腫脹持続，食事1600kcal，昨日毎食100％摂取。入院後毎食前の血糖値は100〜110mg/dLで経過。排泄はベッドサイドのポータブルトイレ使用（夜間）。難聴（両耳）。認知症なし。

9. シミュレーションの課題

現在，朝9時です。あなたは2人部屋を受け持っています。夜勤者から引き継いでこれから勤務が始まります。本日受け持つ患者さんのもとに行き，本日の担当であると挨拶をして，患者さんの状態を確認しましょう（検温ではない。引き継いで担当するにあたり確認したい値〔熱，血圧，脈など〕があれば確認してもよい）。シミュレーションの時間は7分です。

10. 事前学習

●呼吸のフィジカルアセスメント

アウトラインシート

時間経過	目標に準じた学習者に期待する動き	ファシリテーターのかかわり・留意点	備考
7分	**患者①田中初枝さん** ・声をかけて挨拶，フルネーム確認（ベッドネームやリストバンドと患者本人による口頭で）と状態確認 状態確認：熱，呼吸回数・型・リズム・呼吸音，SpO₂，顔色，意識レベル，仙骨部（目標①） 環境確認：酸素の流量と酸素マスクの装着状況。輸液剤の内容と患者名の明記，輸液剤の滴下数，残量，ルート全体，外れや屈曲はないか，刺入部の状態，固定テープの状態。疼痛の有無。尿道カテーテルの流出状況と固定状況，ルートのねじれや屈曲の有無。氷枕が必要かの確認，氷枕の温度。ナースコールの位置。ベッドのシーツのしわの有無，病衣・寝具の状態（目標②） 環境整備：酸素流量を指示に合わせる。病衣・寝具と体位を整える。氷枕の交換（目標②） **患者②佐古花子さん** ・声をかけて挨拶，フルネーム確認（ベッドネームやリストバンドと患者本人による口頭で）と状態確認 状態確認：熱，下肢蜂窩織炎の状態，顔色，低血糖症状の有無，食事の摂取量（目標①） 環境確認：左前腕の静脈確保のルートの外れはないか，刺入部の状態，固定テープの状態。疼痛の有無。朝食の膳。ポータブルトイレの中。ナースコールの位置。ベッドのシーツのしわの有無，病衣・寝具の状態（目標②） 環境整備：膳を下げる。ポータブルトイレを片づける（目標②） ※挨拶は1人ずつではなく，部屋に入ったときに両方の患者の顔をみて行えばよい。	・シミュレーションに入る前に持参するものを一緒に確認し，訪室させる。学習者が何も持って行かなくてもワゴンのみは持たせる。 ・学習者がどちらの患者から確認しても，何を確認しても，その場では介入せず，デブリーフィングの場で振り返る。 ・学習者が血圧や脈拍などを測定しようとしたときは，マンシェットを巻いたら，脈拍をふれ数秒経ったら，体温計を挟んだら……等のタイミングでファシリテーターが値を伝える。 ・また，顔色やチアノーゼの有無など模擬患者で表現できないことは，学習者が「顔色みています」などと言ったら，ファシリテーターが状態を伝える。 ・吸引は，学習者が患者に行おうとしたら，「やったことにしましょう」と次へ促す。 ・患者①田中さんの酸素の流量の違いに気がついたら，指導者が「指示どおりにしましょう」と促す。学習者が気がつかない場合にはデブリーフィングで取りあげる。氷枕を交換すると言ったら，「では2人の患者のすべてを確認してから交換しましょう」と言う。 ・体位変換時，学習者がおむつをみようとしたら，「便はありません」，仙骨部をみようとしたら，「写真のとおりです。昨夜と変化ありません」と伝える。 ・患者②佐古さんのポータブルトイレの尿については，気がついて片づけるようであれば，「片づけたことにしましょう」と言う。朝食の膳を片づけようとしたら，「ワゴンに載せておきましょう」と言う。 ・学習者が戸惑っていたら，「いつもどおりの確認でよいですよ」「どの人から行きましょうか」「患者さんの何を確認しますか」などと次の動きにつなげる。患者のところに行き戸惑っている学習者には，「顔色はよさそうです」とファシリテーターが言ったり，模擬患者が「看護師さん，おはよう」などと言い，次の動きにつなげる。 ・7分間ですべて終わらなくても，時間になったらシミュレーションを終了させる。逆に，7分経っていなくても終了しているようならシミュレーションを終わらせる。	・ここでは，学習者が複数患者への挨拶や環境確認などができることが主の目標であるため，点滴のトラブルや排泄の訴えなど，アウトラインシートの患者の状態や状況に付け足した過剰な言動はしないことを模擬患者の間で統一させる。

シナリオ例① 受け持ち患者への挨拶と確認：学生編

物品シート

項　目	数　量
☑ ベッド	2個
☑ オーバーテーブル	2個
☑ 床頭台	2個
☑ 体温計	1個
☑ 聴診器	1個
☑ 血圧計	1個
☑ SpO₂モニタ	1個
☑ 酸素マスク	1個
☑ 酸素流量計	1個
☑ 吸引	1式
☑ 持続尿道カテーテル	1式
☑ ワゴン	1個
☑ 点滴棒	1個
☑ 点滴ライン・ボトル（ラクテック®注260mL，患者の名前のラベルを貼る）	1個
☑ 留置針とその固定用テープ	2セット
☑ 閉鎖式の延長チューブ（ヘパリン生食キープ用）	1個
☑ アルコール綿	1個
☑ トレイ（点滴などを運ぶための）	1個
☑ 食事の膳（食後の分）	1個
☑ ポータブルトイレ（尿あり）	1個
☑ 体位変換用枕	3〜4個
☑ 手袋	1箱
☑ ナースコール，リストバンド（名前入り），ベッドネーム	各2個
☑ おむつ，仙骨部の発赤写真	各1個
☑ ホワイトボード	1個
☑ 椅子	人数分
☑ タイマー	1個

準備する検査データ

☐ X線写真
☐ 血液データ
☐ 心電図データ
☐ その他
　（　　　　　　　　　　　　　　　　　　　　　　　）

患者役

模擬患者のみ

設定の準備

模擬患者①田中さんは，和式寝衣＋ジャージ＋パンツ型おむつ（ジャージに発赤の写真を貼る），左前腕に点滴ルート＋輸液剤，酸素マスク3L/分装着（流量計は2L/分），右手示指にSpO₂モニタ。設営シートにあるように乱れた感じにする。
模擬患者②佐古さんは，和式寝衣を着て左手に静脈確保（ヘパリン生食）。右足蜂窩織炎。

設営シート

状態：BT=38.0℃, RR=22回/分, SpO$_2$=94％, 呼吸浅表性, 促迫, 咳嗽頻回, 呼吸音両下葉にわずかに副雑音, 呼吸苦なし, 補助呼吸筋使用なし, PR=90回/分, BP=90/50mmHg
訴え：眠れていない。だるい。咳で胸からお腹にかけて筋肉痛あり

ファーラー位。仰臥位で身体が足側にずり下がっている。病衣の乱れあり。オーバーテーブルにSpO$_2$モニタ, 床頭台に吸引セット, ベッドに体位変換用の枕を置いておく。ナースコールは届きやすい位置にある

田中さん

酸素マスク装着良好
酸素流量指示の3L/分から2L/分になっている

氷枕は温かくなっている

ラクテック®注500mLを80mL/h, 残260mL
滴下良好, ルート問題なし, 刺入部問題なし, テープ固定良好

尿道カテーテル留置
尿量260mL, 黄色透明, カテーテルの屈曲なし

← 入口

ベッドネームはつけておく
患者の名前をリストバンドへ

ファシリテーターとデブリーファー

右下肢に包帯かガーゼ

側臥位で横になっている。ポータブルトイレに尿あり。食事の膳をオーバーテーブルにセットする。ナースコールは届きやすい位置にある

状態：BT=37.0℃, RR=12回/分, SpO$_2$=99％, PR=72回/分, BP=130/70mmHg。表情穏やか, 顔色良好, 食事1600kcalを朝100％摂取, 低血糖症状なし
訴え：よく眠れた。右下肢の熱感と腫脹は持続している

佐古さん

ホワイトボード

必要物品置き場
※臨床同様にするため, シミュレーション部屋とは離れた場所に置いておく

椅子　椅子　椅子
椅子　椅子　椅子　椅子

シナリオ例① 受け持ち患者への挨拶と確認:学生編

指導者の役割シート

役割	指導者名・人数
ファシリテーター	○山○子　1名
デブリーファー	△原×美　1名
タイムキーパー	○田□代　1名
☑ 模擬患者	×野×美, △村○子　2名
☐ オペレーター	
☐ 撮影者	
☐ 応援看護師（　　）	
☐ 医師	
☐ 家族	
☐ 薬剤師	
☐ 検査技師	
☐ その他医療スタッフ	
☐ その他	

シナリオ例① 受け持ち患者への挨拶と確認：学生編

デブリーフィングガイドシート

目 標	デブリーフィングガイド	進行の目安
①複数患者の状態を把握できる	Q1：田中さん，佐古さんの情報から，2人を受け持つにあたって重要な情報を挙げてください。 A1：田中さん：高齢，呼吸（酸素3L/分装着中，SpO₂=96％，両肺野に副雑音あり，咳嗽激しい，痰が多いが自力喀出できずに吸引の援助が必要。吸引後も右下葉に副雑音が残る。RR=22回/分，浅表性，促迫），脱水，BT=38℃，氷枕使用中，BP=90/50mmHg，PR=90回/分，不整脈なし。尿量昨日入院から600mL，静脈ライン確保し，ラクテック® 80mL/h。仙骨部に発赤あり，おむつ使用。認知症はないが，つじつまの合わない言動や健忘がある。 佐古さん：右下肢の蜂窩織炎，熱感と腫脹持続，BT=37.2℃，高血糖にてインスリン（ヒューマリン® R 2単位）を食前に使用。今朝はBS=116mg/dL，食事1600kcal全量摂取。BP=120/70mmHg台，PR=72回/分，RR=12回/分，夜間ベッドサイドでポータブルトイレ使用。 Q2：田中さんと佐古さんに挨拶に行き，身体の状態で観察したことをホワイトボードに黒字で書いてください。また，次のシミュレーションで追加する観察項目があれば挙げてください。追加する項目は色を変えて書いておきましょう。 A2：田中さん：顔色，意識レベル，熱，呼吸回数・型・パターン・呼吸音，SpO₂，仙骨部の状態，体位のくずれ。 佐古さん：顔色，低血糖症状の有無，熱，下肢の状態，食事の摂取量。	1人目の実施後
②患者の病床環境を確認し，整備ができる	Q3：1回目のデブリーフィングで挙げた状態把握はできましたか？ 観察できた項目に○をつけましょう。次回追加したほうがよいものはありますか？ あれば挙げておきましょう。 A3：A2参照。 Q4：田中さん，佐古さんに装着されているものについて，それぞれのベッド周囲で確認したこと，整備したことをホワイトボードに黒字で書いてください。次のシミュレーションで追加する確認項目や整備があればそれも挙げてください。色を変えて挙げておきましょう。 A4：田中さんの環境確認：酸素の流量と酸素マスクの装着状況。輸液剤の内容と患者名の明記，輸液剤の滴下数，残量，ルート全体，外れや屈曲はないか，刺入部の状態，固定テープの状態，疼痛の有無。尿道カテーテルの流出状況と固定状況，ルートのねじれや屈曲の有無。氷枕が必要かの確認，氷枕の温度。ナースコールの位置。ベッドのシーツのしわの有無，病衣・寝具の状態。 田中さんの環境整備：酸素流量を指示に合わせる。病衣・寝具と体位を整える。氷枕の交換。 佐古さんの環境確認：左前腕の静脈確保のルートの外れはないか，刺入部の状態，固定テープの状態。疼痛の有無。朝食の膳。ポータブルトイレの中。ナースコールの位置。ベッドのシーツのしわの有無，病衣・寝具の状態。 佐古さんの環境整備：膳を下げる。ポータブルトイレを片づける。	2人目の実施後
①複数患者の状態を把握できる ②患者の病床環境を確認し，整備ができる	Q5：1回目と2回目のデブリーフィングが活かされて，「状態把握」と「病床環境の確認と整備」ができましたか？ できたところに○をつけておきましょう。朝の挨拶と，状態と環境の確認について，大切だと思うこと，明日からの臨床で何に気をつけて行うのかを，自由にメンバーと話し合ってまとめてください。 A5：A2，A4参照。ディスカッションについては特に正解はない。それぞれの学習者の気づきを尊重する。	3人目の実施後

シナリオ例② 複数患者のフィジカルアセスメント：学生編

シナリオデザインシート

1. テーマ	複数患者のフィジカルアセスメント	4. シミュレーション時間	7分／回
2. 学習者・人数	学生卒業時点 1人／sim　1グループ6人程度	5. プレブリーフィング時間	10分
3. 場　面	混合病棟・朝のラウンド	6. デブリーフィング場所・時間	カンファレンス室　15分／回
7. 目　標	①複数患者の状態を把握できる ②優先順位を考えた複数患者のフィジカルアセスメントができる		

8. 患者情報（1）

氏　名：	大城めぐみ		年　齢：	75歳
性　別：	女性		国籍(人種)：	日本
身　長：	150cm		キーパーソン(主介護者)：	大城まゆみ(娘)
体　重：	50kg		連絡先：	○○○-△△△-×××3
アレルギー：	なし			
既往歴：	45歳　高血圧(ノルバスク®内服中)			
診　断：	心不全			

現病歴：　5年前から心肥大を指摘される。風邪をひくなどで体調を崩すことが1年に2～3回あった。今回も1週間前に風邪をひき，咳と鼻水の症状があった。2～3日前から夜間の呼吸苦が出現し，眠れない状態となった。夜間呼吸苦のあるときには座位になって過ごしていた。近くに住む娘が昨日様子をみに訪れると，食事もとれず，呼吸がつらそうなので昨日受診し，心不全と診断され，午後に入院となった。治療は点滴でソルデム®3A輸液60mL/h，朝ラシックス®注20mg側管注。酸素カヌラ2L/分。
昨夜のバイタルサイン：HR=100回/分(不整あり)，心尖拍動は鎖骨中線より左方に位置する。CTR=60%，スリルなし，頸動脈の怒張なし。冷汗あり，末梢冷感あり，Ⅲ音聴取。起坐呼吸。BP=120/70mmHg，RR=26回/分，呼吸浅表性，SpO₂=94%(92%以下のとき酸素1L/分上げる医師の指示あり)，呼吸音中葉から下葉にかけて水泡音聴取(肺野の50%以上)。飲水制限1000mL/日，食事塩分6g，毎朝体重測定の指示あり(昨日入院時51kg)。本日午前中に胸部X線撮影あり。

患者情報（2）

氏　名：	森田よしこ		年　齢：	61歳
性　別：	女性		国籍(人種)：	日本
身　長：	149cm		キーパーソン(主介護者)：	森田重雄(夫)
体　重：	65kg		連絡先：	○○○-△△△-×××4
アレルギー：	なし			
既往歴：	50歳　糖尿病			
診　断：	糖尿病			

現病歴：　食事療法と内服薬にて血糖をコントロールしていたが，ここ半年間受診時にHbA1c 8.0%以上が続いたため，今回インスリン療法導入のために入院。本日入院4日目。
昨夜のバイタルサイン：PR=72回/分，整，BP=120/70mmHg，RR=12回/分，SpO₂=99%　食事1600kcal毎食100%摂取。BS=116mg/dL。血糖測定毎食前。ヒューマリン®R 2単位皮下注(看護師)，入院後毎食前のBSは100～110mg/dL台で経過。BS=90mg/dL以下で定時のインスリン中止，80mg/dL以下で医師コール。朝食配膳は8時。

9. シミュレーションの課題

現在，朝6時です。あなたは2人の患者を受け持っています。これから朝のラウンドに向かってください。シミュレーションの時間は7分です。シミュレーション前に10分の情報収集の時間をとりますので，検温に必要な情報をメモしてください。

10. 事前学習

- 高血圧性心不全の病態生理(デブリーフィングで使用するため，左心不全と「Killipの分類」を載せておく)
- 呼吸と循環のフィジカルアセスメント

シナリオ例② 複数患者のフィジカルアセスメント：学生編

アウトラインシート

時間経過	目標に準じた学習者に期待する動き	ファシリテーターのかかわり・留意点	備考
7分	情報収集	・各患者のフローシート，医師の指示書など，臨床と同じような資料を準備し，10分間で学習者に情報収集をさせる。その際，ファシリテーターは見守り，何も介入はしない。戸惑っている学習者がいる場合は，普段と同様に情報収集をするよう促す。	
7分	**患者①大城めぐみさん** ・バイタルサインの測定（HR・PR/BP/RR/BT/意識）と観察 ・循環器のフィジカルアセスメント ・心音（各領域），心尖拍動の位置，スリル，頸静脈の怒張，末梢冷感，湿潤，浮腫，呼吸音聴取（水泡音の範囲），呼吸の型・リズム，SpO₂，体重測定，飲水量と尿量，輸液剤の確認，滴下状態の確認，ラインの点検，酸素量とカヌラ全体の確認 **患者②森田よしこさん** ・バイタルサインの測定（PR/BP/RR/BT） ・顔色，悪心，冷汗など，低血糖症状の有無 ・昨日の尿回数，便回数，睡眠の状況 ・朝の血糖測定時間と食事時間の説明	・シミュレーションに入る前に持参するものを一緒に確認し，訪室させる。 ・学習者がどの患者から回ってもその場では介入せず，デブリーフィングの場で振り返る。 ・学習者が血圧や脈拍などを測定しようとしたときは，マンシェットを巻いたら，脈拍をふれ数秒経ったら，体温計を挟んだら……等のタイミングでファシリテーターが値を伝える。 ・また，顔色やチアノーゼの有無なども，学習者が「顔色みています」などと言ったら，ファシリテーターが状態を伝える。 ・血糖測定は，患者に実施しようとしたら，「やったことにしましょう」と値を示し，次へ促す。 ・学習者が戸惑っていたら，「いつもどおりでよいですよ」「どの人から行きましょうか」などと次の動きにつなげる。患者のところに行き戸惑っている学習者がいた場合は，「顔色はよさそうです」とファシリテーターが言ったり，模擬患者が「看護師さん，熱測りますか」などと言い，次の動きにつなげる。 ・7分間ですべての患者を回れなくても，時間になったらシミュレーションを終了させる。逆に，7分経っていなくてもすべての患者の検温が終了しているようならシミュレーションを終わらせる。	・学習者が複数患者を受け持ち，バイタルサインの値のみでなく全体を観察して個々の患者の状態をアセスメントする力を向上させることが目的のトレーニングとなっているため，点滴のトラブルや排泄の訴えなど，学習者が迷うような言動はしないことを指導者間で統一させる。

物品シート

項　目	数　量
☑ ベッド	4個
☑ オーバーテーブル	4個
☑ 体温計	1個
☑ 聴診器	1個
☑ 血圧計	1個
☑ SpO$_2$モニタ	1個
☑ 酸素カヌラ	1個
☑ 酸素流量計	1個
☑ 血糖測定器	1個
☑ 体重計	1個
☑ ワゴン	1個
☑ 点滴棒	1個
☑ 点滴ライン・ボトル	1個
☑ アルコール綿	1個
☑ ヒューマリン®R 2単位・4単位・6単位	各1個
☑ 手袋	10組
☑ ホワイトボード	1個
☑ 椅子	7〜10個
☑ タイマー	1個
☑ シミュレーション前の申し送り用記録類（医師看護師記録類，温度板，電子カルテの場合は日常的に情報収集する画面をプリントアウトするなど工夫する）	学習者の人数分

準備する検査データ
☑ 患者①大城さんX線写真（入院時）
☐ 血液データ
☐ 心電図データ
☐ その他
　（　　　　　　　　　　　　　　　　　　　　　　　）

患者役
模擬患者（マネキンタイプのシミュレータでも可．その場合，声役が必要）

設定の準備
患者①大城さんには左前腕に静脈ラインを確保し，ソルデム®３Ａをつける．酸素カヌラ3L/分をつける．

設営シート

大城さん

状態：意識レベル清明（見当識障害なし），HR・PR=96回/分（不整なし），RR=20回/分，SpO₂=96%，呼吸浅表性，胸式，胸郭挙上左右差なし，補助呼吸筋使用なし，呼吸苦なし，前胸部の皮膚問題なし。スリルなし，心尖拍動外側へ移動，末梢冷感あり，湿潤なし，下腿の浮腫なし，呼吸音両葉下に水泡音（50％未満）あり，Ⅲ音聴取，BP=110/64mmHg，BT=36.4℃，体重50.5kg（−0.5kg），入院時からの飲水600mL，尿量1800mL
訴え：呼吸がずいぶん楽になった。今朝はご飯が食べられそう

- 酸素カヌラ3L/分。ルート，流量とも問題なし
- 心電図モニタ装着中
- ソルデム®3Aを60mL/h，残量120mL 滴下良好。ルート，刺入部，テープの固定問題なし
- ファーラー位で臥床している。昨日入院時は起坐呼吸であったが，本日は少し楽になっている

入口

森田さん

状態：顔色良好，P=74回/分（不整なし），RR=16回/分，SpO₂=99%，悪心・冷汗など低血糖症状なし，昨日の尿回数8回，便回数1回普通便，BP=130/74 mmHg，BT＝36.4℃，BS=116mg/dL
訴え：特に変わりなし。食事が待ち遠しい

ベッドネームはつけておく 患者の名前をリストバンドへ

ファシリテーターとデブリーファー

シミュレーションに入る前に情報収集をするため，病室とは別の場所（廊下や別室）にカルテ等を並べて置く。1回のシミュレーションで実施する学習者は1名だが，情報収集は全員で行う

ホワイトボード

椅子 椅子 椅子 椅子 椅子 椅子 椅子 椅子

必要物品置き場

※臨床同様にするため，シミュレーション部屋とは離れた場所に置いておく

指導者の役割シート

役　割	指導者名・人数
ファシリテーター	○野△美
デブリーファー	□坂×子
タイムキーパー	×井×也
☑ 模擬患者	○上△子，□森××子　2名
□ オペレーター	
□ 撮影者	
□ 応援看護師1（　　　）	
□ 応援看護師2（　　　）	
□ 医師	
□ 家族	
□ 薬剤師	
□ 検査技師	
□ その他医療スタッフ	
□ その他	

デブリーフィングガイドシート

目標	デブリーフィングガイド	進行の目安
①複数患者の状態を把握できる	Q1：患者さんの情報収集で大城さん，森田さんの状態をどのように把握したのか，簡潔にホワイトボードにまとめてください。メンバーのとったメモを共有して話し合い，まとめてください。 A1：大城さん：長年の高血圧により心負荷がかかっていたところに，風邪をひいたのがきっかけとなって心不全状態となった。呼吸状態が悪く，起坐呼吸をしていた。昨夜のRR＝26回/分，両肺野に水泡音あり，酸素カヌラで2L/分，SpO$_2$＝94％，昨日入院後から利尿剤の治療が始まっている。最終のPR＝100回/分（不整あり），BP＝120mmHg台，入院時の体重51kg。 森田さん：糖尿病，インスリン導入のための入院。現在食事1600kcal。インスリンはヒューマリン®R 2単位を食前に使用。昨夜のBS＝116mg/dL，血糖は毎食事前に測定し，入院後100〜110mg/dL台で経過。食事は毎回全量摂取。	
②優先順位を考えた複数患者のフィジカルアセスメントができる	Q2：大城さんと森田さんのフィジカルアセスメントは，どちらを優先的に行いましたか？ 2人の患者さんのフィジカルアセスメントをするために観察した情報を黒字でホワイトボードに書いてください。また，次回行うとしたらどちらの患者さんを優先するのかをメンバーで考えて決めてください。さらに，追加して収集する情報の項目があれば赤字で記載してください。 A2-1：大城さんを優先する。 　根拠…呼吸状態が改善していないようであれば，早期に治療や検査を検討して対応する必要がある。2人の病室を訪れて同時に挨拶をし，森田さんの顔色と低血糖症状の有無を問診で尋ねて，変わりないようであれば，大城さんの観察に入ることを話し合えるように支援する。 A2-2：以下の観察項目。 　大城さん：意識レベル，HR・PR，不整の有無，RR，SpO$_2$，呼吸の型・リズム，胸郭挙上の左右差，補助呼吸筋使用の有無，呼吸苦，前胸部の皮膚の状態。スリルの有無，心尖拍動の位置，末梢冷感の有無，湿潤の有無，下腿の浮腫の有無，呼吸音の水泡音の有無，異常心音の有無，BP，BT，体重，入院時からの飲水量，尿量，睡眠状況。 　森田さん：顔色，PR，RR，悪心，冷汗など低血糖症状の有無。昨日の尿回数，便回数，便の色や性状，BP，BT，睡眠状況，食欲。 ＊1回目のデブリーフィングですべてが挙がらなくてもよい。	1人目の実施後
②優先順位を考えた複数患者のフィジカルアセスメントができる	Q3：1回目のデブリーフィングを活かして観察ができましたか？ 観察できた項目に○をつけましょう。 A3：A2-2参照。 Q4：大城さんは，高血圧に起因する心不全でした。高血圧が長期に持続すると心臓にどのような影響が起きますか？ 大城さんの病態関連図をメンバーで話し合って書いてみましょう。 A4：高血圧→後負荷の増加→心肥大（Starlingの法則を学習）→代償機能の破たん→心収縮力の低下から心拍出量の低下→左心房への負荷→左心不全・肺でのうっ血→肺水腫入院時は「Killipの分類」class Ⅲ〜Ⅳ。 ＊高血圧性心不全についての事前学習資料で，左心不全のメカニズム，Starlingの法則，Killipの分類を中心に学ぶように支援する。	2人目の実施後
②優先順位を考えた複数患者のフィジカルアセスメントができる	Q5：2回目のデブリーフィングを活かして観察ができましたか？ ホワイトボードに書き上げた観察項目を観察できたか振り返ってみましょう。 A5：A2-2参照。 Q6：大城さんと森田さんのフィジカルアセスメントを，メンバー間でディスカッションしながらホワイトボードにまとめてください。 A6：大城さん：安静，酸素，利尿剤などのケアと治療により心不全は改善傾向。Killipの分類class Ⅱへ。今後，心拍出量増加に伴う血圧の変動，利尿剤使用による電解質異常などに注意して循環動態を観察していく必要がある。状態への説明，心負荷をかけない日常生活援助の工夫，感染予防も考慮した密なケアが必要な状態。 森田さん：インスリン療法にて血糖は安定している。病態理解を確認し，自己管理への意欲がわくように，食事，仕事，日常の習慣について話す機会を意図的に作っていくべき状態といえる。	3人目の実施後

シナリオ例③ 初期評価（ABCDE）と対応：新人看護師編

シナリオデザインシート

1. **テーマ**　　　　初期評価（ABCDE）と対応
2. **学習者・人数**　新人看護師
　　　　　　　　　　1人/sim　1グループ6人程度
3. **場面**　　　　　一般病棟の個室
4. **シミュレーション時間**　5分/回
5. **プレブリーフィング時間**　10分
6. **デブリーフィング場所・時間**　カンファレンス室　10分
7. **目標**
   ① ABCDEアプローチで初期評価ができる
   ② アセスメントに応じた対応ができる

8. **患者情報**

氏　名：	安倍信子	年　齢：	45歳
性　別：	女性	国籍（人種）：	日本
身　長：	160cm	キーパーソン：	安倍慎太（夫）
体　重：	54kg	連絡先：	○○○-△△△-×××5
アレルギー：	なし		
既往歴：	なし		
診　断：	右足の蜂窩織炎		
現病歴：	1週間前の登山中に転び，右足に擦過傷を負った．その後，自宅で消毒などを行っていたが，改善せず，2～3日前から右下肢が徐々に赤く腫れ上がり，痛みと熱感をおぼえるようになった．今朝から熱も出てきたので，本日午前中に皮膚科を受診．蜂窩織炎の診断で入院となった．		

9. **シミュレーションの課題**

   安倍さんは入院後に左手前腕に静脈を確保して抗菌剤の治療が開始となりました．10分前からセファゾリン1g入りの生理食塩水100mLが開始されています．安倍さんから「気分が悪いので来てほしい」とナースコールです．訪室して対応してください．ナースステーションには，先輩看護師が待機しています．いつでも応援対応ができます．
   入院時の状態：RR=16回/分，胸腹式，PR=70回/分，強，左右差なし，BP=139/70mmHg，左右差なし，BT=37.8℃，意識レベル清明，右下肢の皮膚の発赤，熱感，腫脹あり，包帯で保護中．

10. **事前学習**
    - 迅速評価
    - 初期評価（ABCDEアプローチ）

シナリオ例③ 初期評価（ABCDE）と対応：新人看護師編

アウトラインシート

時間経過	目標に準じた学習者に期待する動き	ファシリテーターのかかわり・留意点	備考
5分	迅速評価：顔色，表情，呼吸の型 初期評価： A—airway 気道 B—breathing 呼吸 C—circulation 循環 D—disability 中枢神経 E—exposure 脱衣と外表，体温 （目標①） 評価：抗菌剤の副作用によるアナフィラキシーショック 対応（目標②）： ・抗菌剤の中止 ・ベッドサイドで人と物の要請 ・枕の除去と気道確保 ・先輩看護師の指示で，モニタ装着，酸素療法の開始，状態観察	・必要なものを持参して病室に行くように促す。学習者が物品を選び，ベッドサイドに行く準備ができたところからシミュレーションを開始する。 ・学習者が病室に入り，患者をみたら，シミュレータの声役に訴えるように指示する。 ・学習者がどのような順番で観察しても見守る。 ・学習者がナースコールで応援を呼んだら，応援の看護師が応えるように指示する。ナースコールでの応援要請後，学習者の観察の様子をみて，1分程度は自らで何かを観察できるような時間をとる。学習者が応援要請後，何もできない様子でいたら，「応援はすぐに来ますので，できることを行いましょう」と観察や対応を促す。 ・ナースステーションに学習者が応援を呼びに来た場合には，一緒に部屋に向かうように指示する。 ・応援の看護師には，訪室する際に，学習者からの要請がなくてもモニタと救急カートを持参するように指示する。 ・応援看護師が病室に到着したら，応援看護師が指示を出しながら観察と対応を行うように指示する。 ・3分経過しても学習者が応援看護師を呼ばない場合には，「患者さんの呼吸状態が悪化しています。応援を呼びましょう」とプロンプティングする。 ・学習者が緊張して，応援看護師の指示にも従えず，何を行ってよいのかわからない様子の場合には終了とする。また，制限時間が来たら途中でも終了とする。	・シミュレータの声役が「看護師さん，身体中が熱くなって，何だか痒いです。喉に違和感があって気分が悪くなってきました」と嗄声で訴えることを前もって打ち合わせておく。 ・応援看護師は，ナースコールでの応援要請に対し，「すぐに行くので観察を続けて」と答えるように打ち合わせておく。 ・応援看護師は，病室に到着したら，抗菌剤の中止，モニタの装着，酸素2L/分で開始，再度のA・B（SpO_2のみでなく，呼吸数，呼吸音も観察させる），C（血圧，波形の観察だけでなく，末梢にも触れさせる），D（意識レベルのスケールを使う），Eの観察を学習者に指示しながら，静脈確保を行い，細胞外液の輸液を全開で開始する。ルートをシミュレータに貼り，刺入したこととする。

シナリオ例③ 初期評価（ABCDE）と対応：新人看護師編

物品シート

項　目	数　量
☑ベッド	1個
☑枕, かけもの	1セット
☑オーバーテーブル	1個
☑体温計	1個
☑聴診器	1個
☑血圧計	1個
☑SpO₂モニタ	1個
☑酸素カヌラ	1個
☑酸素流量計	1個
☑ワゴン	1個
☑点滴棒	1個
☑点滴ライン・ボトル（抗菌剤用）	1個
☑点滴ライン・ボトル（新たな静脈確保用）	1個
☑アルコール綿	1個
☑救急カート	1台
☑心電図モニタ	1台
☑手袋・手指消毒剤	適当
☑ホワイトボード	グループ数分
☑椅子	人数分
☑タイマー	1個
☑デブリーフィングで配布する資料	学習者の人数分

準備する検査データ
☐ 血液データ
☐ 心電図データ
☐ その他
　（　　　　　　　　　　　　　　　　　　　　　　　　　　）

患者役
呼吸音でwheeze（笛声音）が聴取できるマネキンタイプのシミュレータ
患者の声役として模擬患者

設定の準備
シミュレータに設定された状態をセットする。胸部から頸部にかけての膨隆疹は，写真を貼るなど工夫。右足には包帯を巻いておく。wheezeについては，シミュレーション開始直前にセットして必ず確認しておく。ショック状態については，オリエンテーションでは表さず，シミュレーション開始直前にセットする。

設営シート

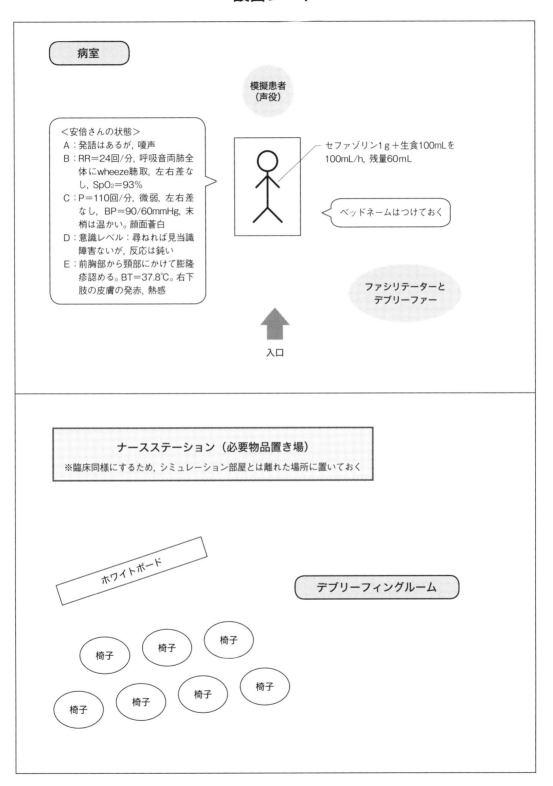

3 シナリオ例③ 初期評価（ABCDE）と対応：新人看護師編

指導者の役割シート

役　割	指導者名・人数
ファシリテーター	○村○子　1名
デブリーファー	○田○美　1名　ファシリテーターが兼ねてもよい
タイムキーパー	○山△子　1名
☑ 模擬患者	シミュレータの声役として○坂△子　1名
☑ オペレーター	△谷□里　1名
☐ 撮影者	
☐ 応援看護師（医師）	
☑ リーダー看護師	□沢□子　1名
☐ 主治医・当直医	
☐ 家族	
☐ 薬剤師	
☐ 検査技師	
☐ その他医療スタッフ	
☐ その他	

デブリーフィングガイドシート

目 標	デブリーフィングガイド	進行の目安
①ABCDEアプローチで初期評価ができる	Q1：病室に入り，患者さんをみて状態をどのように判断しましたか？ A1：顔色が悪く，呼吸が苦しそうでヒューヒューと呼気が延長している。何か異変が起きたと考えた。 Q2：観察したことを，メンバーと一緒にABCDEの順番にホワイトボードに黒字で書き出してみましょう。事前学習資料を参考にして，観察したことを思い出してみましょう。 A2：以下の観察。 　　A：発語はあるが，嗄声 　　B：RR＝24回/分，呼吸音両側肺全体にwheeze聴取，左右差なし，SpO$_2$＝93% 　　C：PR＝110回/分，微弱，左右差なし，BP＝90/60mmHg，末梢は温かい，顔面蒼白 　　D：意識レベル：尋ねれば見当識障害ないが，反応は鈍い 　　E：前胸部から頸部にかけて膨隆疹認める，BT＝37.8℃。右下肢の皮膚の発赤，熱感 Q3：患者さんの状態をどのように評価（アセスメント）しましたか？ A3：抗菌剤投与が始まって10分での症状（呼吸困難，副雑音の聴取，膨隆疹出現）から，アナフィラキシーショックを疑う。 Q4：アナフィラキシーショックはアレルギーの一種です。抗原は抗菌剤の可能性が高いですね。抗菌剤だけでなく，アナフィラキシーショックになる原因で知っていることを挙げてください。 A4：造影剤，食物，ハチに刺された，など。 Q5：アナフィラキシーショックのときの症状を挙げてください。 A5：呼吸困難（呼吸促迫・水泡音やwheezeの聴取），低血圧，意識レベルの低下，蕁麻疹，紅潮，血管性の浮腫（口唇，顔面，首，咽喉の腫脹），掻痒，嘔吐，下痢，腹痛，不安など。 　　＊学習者らが考えてもわからない場合や，答えが乏しい場合には，アナフィラキシーの症状の資料を配布して学習してもらう。 Q6：どのようなメカニズムで症状が出るのかを説明してください。 A6：Ⅰ型アレルギーでIgEと他のアナフィラトキシンの反応が関与して，これらの物質が肥満細胞からヒスタミンや他の媒介物質（メディエーター）を遊離する。そして，ヒスタミンや他のメディエーターは，血流等を介して他の部位に運ばれ，気管収縮とこれに伴う喘鳴や呼吸困難，胃腸症状（腹痛，さしこみ，嘔吐，下痢など）を引き起こす。ヒスタミンは血管を拡張させ，血圧低下につながる。また，血管から組織への体液漏出も起こるので，循環血液量の低下からショック症状，さらには，体液が肺胞に漏出すると肺水腫を引き起こす。 　　＊アナフィラキシーの資料を提示して学習してもらう。 Q7：アナフィラキシーショックは，Ⅰ型アレルギーで即時型です。緊急性の有無についても考えて，看護師の対応につながるアセスメントを再度行ってみましょう。 A7：抗菌剤によるアナフィラキシーショックの状態。早い経過で呼吸状態の悪化，呼吸停止の可能性もある。ベッドサイドで緊急コールし，救急カートと応援の医師と看護師を要請。すみやかに抗菌剤を中止し，頸動脈で脈拍を触知しながら気道の確保を行うなど，緊急・迅速な対応が必要な状態。	1人目のシミュレーション後
②アセスメントに応じた対応ができる	Q8：1回目のデブリーフィングでの学びを活かして，ABCDEアプローチによる初期評価ができましたか？できた観察項目に○をつけながら振り返ってみましょう。 A8：A2，A3参照。 Q9：緊急的な対応が必要な状態です。対応したことをメンバーとともに思い出して，観察したABCDEの横に書き出してみましょう。 A9：以下の対応。 　　A：嗄声と呼吸困難で，ベッドサイドから応援要請（人と物），抗菌剤の中止，枕の除去，気道確保 　　B：呼吸回数，呼吸の型，呼吸音の聴取，SpO$_2$の測定，先輩看護師の指示で酸素療法の開始 　　C：先輩看護師の指示でモニタ装着，頸動脈の触知，血圧の測定 　　D：意識レベルの確認 　　初期評価の繰り返しの観察	2人目のシミュレーション後
①ABCDEアプローチで初期評価ができる ②アセスメントに応じた対応ができる	Q10：2回目のデブリーフィングでの学習を活かして，観察と対応ができましたか？ホワイトボードの観察項目の中で，できた項目に○をつけてみましょう。できた対応についても○をつけてみましょう。 A10：A2，A3，A5参照。 　　＊最後にアナフィラキシーのメカニズムと緊急的に対応することをまとめて終わる。	3人目のシミュレーション後

シナリオ例④ 初期評価（ABCDE）と対応：チームトレーニング編

シナリオデザインシート

1. テーマ	初期評価（ABCDE）と対応：チームトレーニング	4. シミュレーション時間	7分／回
2. 学習者・人数	リーダーを担う看護師を必ず含む3人のチーム　1グループ6人程度	5. プレブリーフィング時間	10分
3. 場面	一般病棟の個室	6. デブリーフィング場所・時間	カンファレンス室　15分／回

7. 目標　① ABCDEアプローチによる初期評価がチームで迅速にできる
　　　　②アセスメントを踏まえた対応がチームの連携を図りながらできる

8. 患者情報

氏　名：	安倍信子	年　齢：	45歳
性　別：	女性	国籍(人種)：	日本
身　長：	160cm	キーパーソン：	安倍慎太(夫)
体　重：	54kg	連絡先：	○○○・△△△-×××5
アレルギー：	なし		
既往歴：	なし		
診　断：	右足の蜂窩織炎		

現病歴：1週間前の登山中に転び、右足に擦過傷を負った。その後、自宅で消毒などを行っていたが、改善せず、2～3日前から右下肢が徐々に赤く腫れ上がり、痛みと熱感をおぼえるようになった。今朝から熱も出てきたので、本日午前中に皮膚科を受診。蜂窩織炎の診断で入院となった。

9. シミュレーションの課題

＊シミュレーション開始の前にリーダー看護師、応援看護師、受け持ち看護師のチームを結成しておく。

安倍さんは入院後に左手前腕に静脈を確保して抗菌剤の治療が開始となりました。10分前からセファゾリン1g入りの生理食塩水100mLが開始されています。安倍さんから「気分が悪いので来てほしい」とナースコールです。チームの中の受け持ち看護師が訪室して対応してください。ナースステーションには、同じチームの看護師らが待機しています。いつでも応援対応ができます。

入院時の状態：RR＝16回／分、胸腹式、PR＝70回／分、強、左右差なし、BP＝139/70mmHg、左右差なし、BT＝37.8℃、意識レベル清明、右下肢の皮膚の発赤、熱感、腫脹あり、包帯で保護中。

10. 事前学習

- 迅速評価
- 初期評価(ABCDアプローチ)
- 二次救命処置

シナリオ例④ 初期評価（ABCDE）と対応：チームトレーニング編 **4**

アウトラインシート

時間経過	目標に準じた学習者に期待する動き	ファシリテーターのかかわり・留意点	備考
	迅速評価：顔色，表情，呼吸の型 初期評価： A—airway 気道 B—breathing 呼吸 C—circulation 循環 D—disability 中枢神経 E—exposure 脱衣と外表，体温（目標①） 評価：抗菌剤の副作用によるアナフィラキシーショック，呼吸停止の可能性があり，緊急的対応が必要な状態（目標①） 対応（目標②）： A：抗菌剤の中止，ベッドサイドで人と物の要請，枕の除去と気道確保，挿管の準備，呼吸器の準備，β刺激剤の準備 B：酸素療法の開始，補助呼吸，人工呼吸器の依頼 C：静脈ラインの確保と細胞外液の輸液を全開で開始．モニタリング開始，アドレナリンの準備，ステロイドの準備 D：声かけ E：抗ヒスタミン薬の準備 ABCDEアプローチでの継続的観察	・受け持ち看護師に，必要なものを持参して病室に行くように促す．学習者の受け持ち看護師が物品を選び，ベッドサイドに行く準備ができたところからシミュレーションを開始する． ・受け持ち看護師が病室に入り，患者をみたら，シミュレータの声役に訴えるように指示する． ・受け持ち看護師がどのような順番で観察しても見守る． ・受け持ち看護師がナースコールで応援を呼んだら，ナースステーションで待機している2人の学習者のどちらかに出るように指示する．ナースコールでの応援要請後，学習者の観察の様子をみて，1分程度は受け持ち看護師が1人で観察できるような時間をとり，その後，応援の看護師に駆けつけるように指示する．受け持ち看護師が応援要請後，何もできない様子でいたら，「応援はすぐに来ますので，できることを行いましょう」と観察や対応を促す． ・医師への報告を，応援看護師を呼ぶのと同時に行った場合には，「医師には連絡をしました．すぐに駆けつけるそうですが，病室に到着するまでには数分かかります．看護師でできることを行って待ちましょう」とファシリテーターがプロンプティングする．	・シミュレータの声役が「看護師さん，身体中が熱くなって，なんだか痒いです．喉に違和感があって気分が悪くなってきました」と嗄声で訴えることを前もって打ち合わせておく．
7分	医師への応援は簡潔にSBARで行う． S：血圧低下，膨隆疹，SpO₂の低下と肺野全体のwheeze聴取，意識レベル低下 B：蜂窩織炎で抗菌剤投与を開始して10分の患者 A：アナフィラキシーショックで呼吸停止の可能性が高く，緊急的処置が必要 R：挿管による気道確保と治療の開始を至急依頼	・ナースステーションに受け持ち看護師が応援を呼びに来た場合には，待機していた学習者らと一緒に部屋に向かうように指示する． ・応援の看護師が何人駆けつけても，応援が物品を持参しても，しなくても，学習者らチームの判断に任せて見守る． ・応援看護師に病室に向かうように指示してからは，チームの行動を見守る．医師への応援要請を応援看護師らが訪室してから行う場合も，ファシリテーターが受けて，「医師はすぐに向かうが数分かかる」と説明する． ・医師の到着を待つなど，チームがどのような行動に出ればよいのか困っているようであれば，「医師は，今向かっています．数分はかかります．来るまでに看護師でできることを行っていましょう」とプロンプティングする． ・3分経過しても受け持ち看護師が応援を呼ばない場合には，「患者さんの呼吸状態が悪化しています．応援を呼びましょう」とプロンプティングする． ・学習者チームが残り1分になっても医師に応援要請をしない場合には，「患者さんの状態は悪化しています．医師に連絡したほうがよさそうです」とプロンプティングする．静脈ライン確保は，ルートをマネキンの皮膚にテープで貼ったらOKとして実際の針は使用しない．輸液を開始するようであれば，「どのくらいの流量で行いますか」と問い，付箋に書いて輸液剤に貼る． ・薬剤の準備については，救急カートの中に薬剤の名前を書いたカードを準備しておいて，mgなどの量を記載するように指示する．酸素については，カヌラ，マスク，リザーバーマスクなど，どれでも選べるようにしておき，学習者らのチームの判断に任せる．挿管の準備も，物品が足りなかったら準備する旨を伝える．呼吸器を依頼した場合には，「すぐに持って来てもらうので，その他のことを行っていましょう」と説明する． ・学習者チームが何を行ってよいのか戸惑って，全く動けないようであれば，終わりとしてデブリーフィングに進む．制限時間になっていなくても期待する動きが行えていれば終了とする．また，制限時間になったら途中でも終了とする．	

4 シナリオ例④ 初期評価（ABCDE）と対応：チームトレーニング編

物品シート

項　目	数　量
☑ベッド	1個
☑枕，かけもの	1セット
☑オーバーテーブル	1個
☑体温計	1個
☑聴診器	1個
☑血圧計	1個
☑SpO$_2$モニタ	1個
☑酸素カヌラ・マスク・リザーバーマスク	各1個
☑酸素流量計	1個
☑ワゴン	1個
☑点滴棒	1個
☑点滴ライン・ボトル（抗菌剤用）	1個
☑点滴ライン・ボトル（新たな静脈確保用）	1個
☑アルコール綿	1個
☑救急カート （静脈確保・輸液剤・薬剤カード・挿管セット，バッグバルブが入ったもの）	1台
☑尿道カテーテルと排液バッグ	1個
☑心電図モニタ	1台
☑手袋・手指消毒剤	適当
☑ホワイトボード	グループ数分
☑椅子	人数分
☑タイマー	1個
☑付箋，マジック（水性）	適当
☑デブリーフィングで配布する資料	学習者の人数分

準備する検査データ
☐ 血液データ
☐ 心電図データ
☐ その他
　（　　　　　　　　　　　　　　　　　　　　　）

患者役
呼吸音でwheeze（笛声音）が聴取できるマネキンタイプのシミュレータ
患者の声役として模擬患者

設定の準備
シミュレータに設定された状態をセットする。胸部から頸部にかけての膨隆疹は，写真を貼るなど工夫。右足には包帯を巻いておく。wheezeについては，シミュレーション開始直前にセットして必ず確認しておく。ショック状態については，オリエンテーションでは表さず，シミュレーション開始直前にセットする。

シナリオ例④ 初期評価（ABCDE）と対応：チームトレーニング編

設営シート

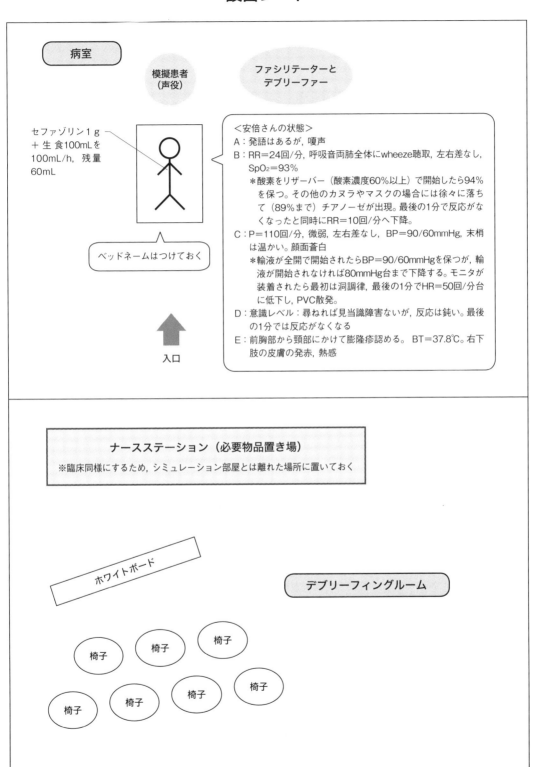

シナリオ例④ 初期評価（ABCDE）と対応：チームトレーニング編

指導者の役割シート

役　割	指導者名・人数
ファシリテーター	○村○子　1名
デブリーファー	○田○美　1名　ファシリテーターが兼ねてもよい
タイムキーパー	○山△子　1名
☑ 模擬患者	シミュレータの声役として○坂△子　1名
☑ オペレーター	△谷□里　1名
☐ 撮影者	
☐ 応援看護師（医師）	
☐ リーダー看護師	
☐ 主治医・当直医	
☐ 家族	
☐ 薬剤師	
☐ 検査技師	
☐ その他医療スタッフ	
☐ その他	

シナリオ例④ 初期評価（ABCDE）と対応：チームトレーニング編

デブリーフィングガイドシート

目　標	デブリーフィングガイド	進行の目安
①ABCDEアプローチによる初期評価がチームで迅速にできる	Q1：受け持ち看護師は，病室に入り，患者さんをみて状態をどのように判断しましたか？ A1：顔色が悪く，呼吸が苦しそうでヒューヒューと呼気が延長している。何か異変が起きたと考えた。 Q2：**チームで観察したことを，同じチームのメンバーや観察していたメンバーと一緒に，ABCDEの順番にホワイトボードに黒字で書き出してみましょう。事前学習資料を参考にして，観察したことを思い出してみましょう。** A2：以下の観察。 　　A：発語はあるが，嗄声 　　B：RR＝24回／分，呼吸音両肺全体にwheeze聴取，左右差なし，SpO₂＝93％ 　　＊酸素をリザーバー（酸素濃度60％以上）で開始したら94％を保つ。その他のカヌラやマスクの場合には，徐々に落ちて（89％まで）チアノーゼが出現。最後の1分で反応がなくなったと同時にRR＝10回／分へ下降。 　　C：PR＝110回／分，微弱，左右差なし，BP＝90/60mmHg，末梢は温かい。顔面蒼白 　　＊輸液が全開で開始されたら，BP＝90/60mmHgを保つが，輸液が開始されなければ80mmHg台まで下降する。心電図モニタの波形は最初は洞調律，最後の1分でHR＝50回／分台に低下して，PVC散発する。 　　D：意識レベル：尋ねれば見当識障害ないが，反応は鈍い。最後の1分では反応がなくなる 　　E：前胸部から頸部にかけて膨隆疹認める。BT＝37.8℃ Q3：患者さんの状態をどのように評価（アセスメント）しましたか？ A3：抗菌剤投与が始まって10分での症状（呼吸困難，副雑音の聴取，膨隆疹）出現からアナフィラキシーショックを疑う。 Q4：**アナフィラキシーショックはアレルギーの一種です。抗原は抗菌剤の可能性が高いですね。抗菌剤だけでなく，アナフィラキシーショックになる原因で知っていることを挙げてください。** A4：造影剤，食物，ハチに刺された，など。 Q5：アナフィラキシーショックのときの症状を挙げてください。 A5：呼吸困難（呼吸促迫・水泡音やwheezeの聴取），低血圧，意識レベルの低下，蕁麻疹，紅潮，血管性の浮腫（口唇，顔面，首，咽喉の腫脹），掻痒，嘔吐，下痢，腹痛，不安など。 　　＊学習者らが考えてもわからない場合や，答えが乏しい場合には，アナフィラキシーの症状の資料を配布して学習してもらう。 Q6：どのようなメカニズムで症状が出るのかを説明してください。 A6：Ⅰ型アレルギーでIgEと他のアナフィラトキシンの反応が関与して，これらの物質が肥満細胞からヒスタミンや他の媒介物質（メディエーター）を遊離する。そして，ヒスタミンや他のメディエーターは，血流等を介して他の部位に運ばれ，気管収縮とこれに伴う喘鳴や呼吸困難，胃腸症状（腹痛，さしこみ，嘔吐，下痢など）を引き起こす。ヒスタミンは血管を拡張させ，血圧低下につながる。また，血管から組織への体液漏出も起こるので，循環血液量の低下からショック症状，さらには，体液が肺胞に漏出すると肺水腫を引き起こす。 　　＊アナフィラキシーの資料を提示して学習してもらう。 Q7：**アナフィラキシーショックは，Ⅰ型アレルギーで即時的です。緊急性の有無についても考えて，看護師の対応につながるアセスメントを再度行い，チームメンバーがどのような役割をとればよいのかをメンバーで話し合ってみましょう。** A7：抗菌剤によるアナフィラキシーショックの状態。早い経過で呼吸状態の悪化，呼吸停止の可能性もある。ベッドサイドで緊急コールし，救急カートと応援の医師と看護師を要請。すみやかに抗菌剤を中止し，頸動脈で脈拍を触知しながら気道の確保を行うなど，緊急・迅速な対応が必要な状態。受け持ち看護師は，訪室時の迅速評価で抗菌剤を止めると同時に，応援の看護師と救急カート，医師への応援要請を依頼，その後は気道確保を行いつつ，モニタ装着，静脈確保，輸液を全開で開始，挿管の準備などについて，リーダーが指示しながら協力して行う。	1回目の チームの シミュレー ションの後

4 シナリオ例④ 初期評価（ABCDE）と対応：チームトレーニング編

目 標	デブリーフィングガイド	進行の目安
②アセスメントを踏まえた対応がチームの連携を図りながらできる	Q8：1回目のデブリーフィングでの学びを活かして，ABCDEアプローチによる初期評価ができましたか？ できた観察項目に○をつけながら振り返ってみましょう。 A8：A2，A3 参照。 Q9：緊急的な対応が必要な状態です。1回目のデブリーフィングで考えた対応でチームの連携は図れましたか？ チームが行ったことをメンバーとともに思い出して，観察したABCDEの横に書き出してみましょう。医師への応援要請については，SBARの枠組みで報告したことを書き出してみましょう。 A9：以下の対応。 　　A：抗菌剤の中止．ベッドサイドで人と物の要請，枕の除去と気道確保，挿管の準備，呼吸器の準備，β刺激剤の準備 　　B：酸素療法の開始，補助呼吸，人工呼吸器の依頼 　　C：静脈ラインの確保と細胞外液の輸液を全開で開始．モニタリング開始，アドレナリンの準備，ステロイドの準備 　　D：声かけ 　　E：抗ヒスタミン薬の準備 　　ABCDEアプローチでの継続的観察 　　＊医師への応援は簡潔に，以下のSBARで行う。 　　S：血圧低下，膨隆疹，SpO₂の低下と肺野全体のwheeze聴取，意識レベル低下 　　B：蜂窩織炎で抗菌剤投与を開始して10分の患者 　　A：アナフィラキシーショックで呼吸停止の可能性が高く，緊急的処置が必要 　　R：挿管による気道確保と治療の開始を至急依頼	2回目のチームのシミュレーションの後
①ABCDEアプローチによる初期評価がチームで迅速にできる ②アセスメントを踏まえた対応がチームの連携を図りながらできる	Q10：2回目のデブリーフィングでの学習を活かして，チームが連携を図って観察と対応ができましたか？ ホワイトボードの観察項目の中で，できた項目に○をつけてみましょう。できた対応についても○をつけてみましょう。 A10：A2，A3，A5 参照。 　　＊最後に，アナフィラキシーショックのメカニズムと，リーダー的役割を担う看護師が迅速にリーダーシップをとってチームで対応することをまとめて終わる。	3回目のチームのシミュレーションの後

シナリオ例⑤ 症状別フィジカルアセスメント（小児のけいれん）：学生・救急外来看護師編

シナリオデザインシート

1. テーマ	症状別フィジカルアセスメント（小児のけいれん）	4. シミュレーション時間	7分/回	
2. 学習者・人数	学生，救急外来の看護師 1人/sim　1グループ6人程度	5. プレブリーフィング時間	10分	
3. 場　面	救急外来	6. デブリーフィング場所・時間	カンファレンス室　15分/回	

7. 目　標　①小児のけいれん時のフィジカルアセスメントができる
　　　　　②外来での母子への看護について考えることができる

8. 患者情報

氏　名：	新年もも	年　齢：	1歳6カ月（母31歳）
性　別：	女児	国籍（人種）：	日本
		キーパーソン：	新年太郎（父），新年さくら（母）
		連絡先：	○○○-△△△-×××6

9. シミュレーションの課題

現在，18時です。救急外来は，夜勤体制になったばかりです。あなたは，本日，時間外外来の担当です。外来にいると，受付の事務が慌てた感じで，「子どもを抱いた女性が来て，子どもが今ひきつけを起こしたそうで，すぐに小児科の先生に診ていただきたいと言われました。対応していただけませんでしょうか」と言ってきました。時間外外来には，ほかの患者さんはまだ来ていません。診察室は空いています。中に入ってもらってお話を伺い，児の状態も確認してください。小児科の医師は，10分後にほかの用事で外来に来ることになっていますが，児の状態が緊急の場合には，早めに呼ぶこともできます。シミュレーションの時間は7分です。

10. 事前学習

- 小児のけいれん
- 小児のバイタルサインの正常値

11. 母親役（指導者）の設定（学習者に聞かれたら答える内容）

身長80cm，体重10kg，保育園通園中，第1子
出生歴：40w1d，BW＝3010g，自然分娩，妊娠中・分娩時のトラブルなし，発達・発育歴に異常の指摘なし，言葉は片言をしゃべる，歩行もしっかりしている
既往歴：特になし
家族歴：特になし，けいれん性疾患なし，父（34歳）母（31歳）の3人で同居
アレルギー歴：特になし
ワクチン歴：DPT-Pを4回，Hib/PCV13を4回，BCGを1回，MR，水痘，おたふくかぜ，ロタを2回，B型肝炎を3回，インフルエンザを2回，最終ワクチン接種はインフル2回目で2週間前
周囲の感染症流行：保育園で発熱の児はいるが，病名はわからない
最近の外傷歴：なし
現病歴：数日前から鼻汁・咳嗽あったが元気で食欲もあり。本日，保育園で午睡後に37.8℃の微熱が出て保育園から連絡があり，お迎えに行った。お迎えの時点では，やや元気がない程度。保育士からは，昼食・おやつともによく食べていた。下痢や嘔吐なし。
保育園から自宅に帰るタクシーの中で1分間のけいれんがあり，びっくりして，近くの大学病院にタクシーを止めてもらった。けいれんは特にどこか1カ所だけではない，ばたばた手足を動かすようなけいれんの後に突っ張っていた。突っ張っているときには，眼が上転していて，唇は紫になっていてこわかった。けいれん時の動きに左右差はなかったように思うが，抱っこしていたためはっきりとはわからないところもある。時間は1分くらいだったと思う。
けいれんは，病院に来る前には治まって，その後泣いて，それからは，ややうとうとしていた。病院に到着したときには機嫌もよくなっていた。いつもと変わらない。けいれんのエピソードは今回がはじめて。風邪で他院にはかかっていない，薬も飲んでいない。

シナリオ例⑤ 症状別フィジカルアセスメント（小児のけいれん）：学生・救急外来看護師編

アウトラインシート

時間経過	目標に準じた学習者に期待する動き	ファシリテーターのかかわり・留意点	備考
7分	**目標①情報収集** **問診（母親から）：** けいれんが起きるまでの児の様子，食欲，機嫌，風邪症状の有無，熱の有無，保育園での様子，けいれんの起こり方，持続時間（15分以上と長くないか），焦点の有無，左右差の有無，けいれんの型（間代性・強直性・強直間代性），一発熱機会で繰り返しているか，出生歴，予防接種歴，体重，身長，家族歴（けいれん，てんかんの有無），保育園での流行疾患の有無，他院への受診と服用している薬の有無 **児からの情報：** **視診：**機嫌，全身の皮膚の状態（湿疹の有無），外表奇形の有無，咽頭発赤の有無，CRT，歩行の状況，発語の状況，聞こえ方 **触診：**リンパ節腫脹の有無，項部硬直の有無，腹部膨満の有無，大泉門，ツルゴール（皮膚） **聴診：**肺音，心音，腹部腸蠕動音 **バイタルサイン：**熱，血圧，脈（心拍数），呼吸回数，SpO2，意識レベル，瞳孔対光反射と左右差の有無 **目標①アセスメント** 熱性けいれんの単純型である。現在機嫌もよく活気もあることから緊急的な対応は必要なく，小児科医を待つことのできる状態 **目標②母子への看護** 安静が保てる環境，熱に対する冷罨法，衣服の調節，かけものなどで保温，嘔吐を考慮した対応，母親の不安や希望を聴取，母親の理解力や育児，子どもへのかかわり方について情報収集。飲食は，診察後にするように説明	・ファシリテーターが受付の事務役となり，母親と児のもとに学習者を連れて行き，そこからシミュレーションを開始する。 ・学習者が戸惑っているようであれば，「診察室に入って，まずは母親から話を聞きましょう」と促す。 ・母親からの話を聞き，医師を呼ぼうとしたら，児の様子もみてから緊急性を判断するように促す。 ・児の機嫌はよく，診察には応じてくれる状況であることとして進める。学習者の身体診察の様子をみながら，タイミングよく値や状況を提示する。 ・母親からの情報が不足していても，児の身体診察が不十分でも見守り，ある程度行わせて，行動が止まったら，「10分後に小児科医が外来に来る予定なので，母親と児に待ってもらいますか。それとも今すぐ医師の診察が必要でしょうか」と判断を尋ねる。どちらに判断しても特にさえぎらない。 ・学習者がどのように判断しても，医師が来るまでに看護師として何をするのかを聞いて，母子にかかわってもらい，終了とする。 ・母親からの情報収集や児への身体診察を行うことに時間をとられた場合には，外来での看護については，デブリーフィングで考えてもらう。 ・制限時間が来たら，どの段階でも終わりとして，デブリーフィングに移る。	

シナリオ例⑤ 症状別フィジカルアセスメント（小児のけいれん）：学生・救急外来看護師編

物品シート

項　目	数　量
☑診察ベッド	1個
☑外来の机	1個
☑外来の医師用の椅子，患者用椅子，待合室の椅子	3個
☑体温計	1個
☑聴診器（幼児用）	1個
☑血圧計（幼児用マンシェット）	1個
☑SpO$_2$モニタ	1個
☑ペンライト	1個
☑玩具	1個
☑氷枕・氷嚢	1個
☑ガーグルベースン・ビニール袋	1個
☑かけもの	1枚
☑タオル	1枚
☑アルコール綿	1個
☑手袋・手指消毒剤	適当
☑ホワイトボード	グループ数分
☑椅子	人数分
☑タイマー	1個
☑記録用紙・筆記用具	適当
☑デブリーフィングで配布する資料	学習者の人数分

準備する検査データ
☐ 血液データ
☐ 心電図データ
☐ その他
（　　　　　　　　　　　　　　　　　　　　）

患者役
マネキンタイプの幼児型シミュレータ

設定の準備
なし

シナリオ例⑤ 症状別フィジカルアセスメント（小児のけいれん）：学生・救急外来看護師編

設営シート

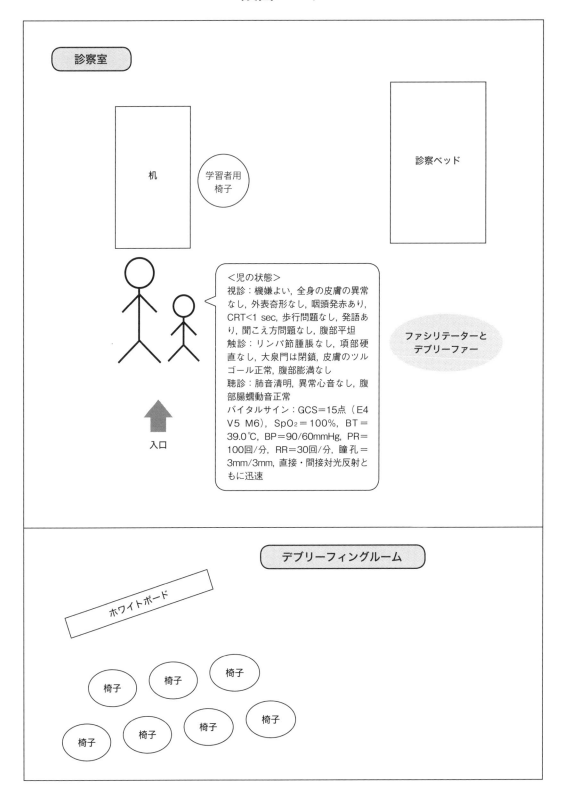

シナリオ例⑤ 症状別フィジカルアセスメント（小児のけいれん）：学生・救急外来看護師編

指導者の役割シート

役　割	指導者名・人数
ファシリテーター	○村○子　1名
デブリーファー	○田○美　1名　ファシリテーターが兼ねてもよい
タイムキーパー	○山△子　1名
☑ 模擬母親	○坂△子　1名
☐ オペレーター	
☐ 撮影者	
☐ 応援看護師（医師）	
☐ リーダー看護師	
☐ 主治医・当直医	
☐ 家族	
☐ 薬剤師	
☐ 検査技師	
☐ その他医療スタッフ	
☐ その他	

デブリーフィングガイドシート

目標	デブリーフィングガイド	進行の目安
①小児のけいれん時のフィジカルアセスメントができる	Q1：母親から情報収集したことをメンバー全員で思い出して、ホワイトボードに黒字で書き出してください。次に行うシミュレーションで追加する情報があれば赤字で追加してください。 A1：けいれんが起きるまでの児の様子．食欲，機嫌，風邪症状の有無，熱の有無，保育園での様子．けいれんの起こり方，持続時間（15分以上と長くないか），焦点の有無，左右差の有無，けいれんの型（間代性・強直性・強直間代性），一発熱機会で繰り返しているか，出生歴，予防接種歴，体重，身長，家族歴（けいれん，てんかんの有無），保育園での流行疾患の有無，他院への受診と服用している薬の有無． ＊成人と異なり，小児のフィジカルアセスメントを行う際には，保護者からの情報が重要となる．主訴に関連すること以外に，妊娠・出産でのエピソードも重要である．また，1歳6カ月児としての成長発達の評価も，小児をみる場合には必要となる．小児の一般的なフィジカルアセスメントをするための基本的事項や，成長発達の資料を提示して，保護者から収集しなければならない項目について学習してもらえるようにする． Q2：児から収集した情報をメンバー全員で思い出して，黒字で書き出してください．次に行うシミュレーションで追加する情報があれば，赤字で追加してください． A2：視診：機嫌，全身の皮膚の状態（湿疹の有無），外表奇形の有無，咽頭発赤の有無，CRT，歩行の状況，発語の状況，聞こえ方 触診：リンパ節腫脹の有無，項部硬直の有無，腹部膨満の有無，大泉門，ツルゴール（皮膚） 聴診：肺音，心音，腹部腸蠕動音 バイタルサイン：熱，血圧，脈（心拍数），呼吸回数，SpO₂，意識レベル，瞳孔対光反射と左右差の有無 ＊必要ならば小児のフィジカルアセスメントの資料を提示する．	1人目のシミュレーション後
①小児のけいれん時のフィジカルアセスメントができる	Q3：1回目のデブリーフィングを活かして，母親と児から情報をとることができたのか，ホワイトボードに書き上げた収集する項目で，収集できたものに○をつけてみましょう． A3：A1，A2参照． Q4：収集した項目から，児の状態をどのようにアセスメントしますか？ 緊急性はありますか？ A4：1分間のけいれん，初回であり，繰り返していない，熱が出たときのけいれん，焦点性ではなく，左右差のない強直間代性のけいれん，けいれん後は速やかに機嫌・意識は回復したこと，てんかんの既往はなく，家族歴にもないことから，単純型の熱性けいれんであると考える．バイタルサインも熱以外は異常を認めない．緊急的な診察や治療も必要ないので，小児科医が来るまで待ってもらうことのできる状態． ＊小児のバイタルサインの正常値は成人と異なるため，必要であれば，意識レベル，血圧，脈，呼吸の年齢別の正常値を資料として，学習者らで分析・アセスメントできるようにする．白衣のポケットに入る大きさのカードにして配るのもよい． Q5：熱性けいれんの定義と複雑型はどのような状態かを，メンバーで資料などを活用してホワイトボードにまとめてください．また，解熱剤の使用やジアゼパム坐薬の使用について，ガイドラインを参考にまとめてみましょう． A5：生後6〜60カ月の乳幼児期に起こる．通常は38℃以上の発熱に伴う，発作性疾患（けいれん性，非けいれん性を含む）で髄膜炎などの中枢神経感染症，代謝異常，その他の明らかな発作の原因がみられないもので，てんかんの既往のあるものは除外．複雑型の場合は，焦点化している，15分以上のけいれん，一発熱機会で繰り返すけいれん．2015年に改訂されたガイドラインによれば，単純型の熱性けいれんの場合には，解熱剤やジアゼパム坐薬は使用しないとされている．	2人目のシミュレーション後
②外来での母子への看護を考えることができる	Q6：2回目のデブリーフィングでの学習を活かして，小児のけいれん時の観察はできましたか？ ホワイトボードの観察項目の中で，できた項目に○をつけてみましょう． A6：A1，A2参照． Q7：医師が来るまでに行う看護をメンバーとともに考えて，ホワイトボードに書きましょう． A7：待ってもらう間，児の様子をみて，疲れて眠たそうであれば，ベッドに案内する．熱に対しては氷枕などで工夫して冷やす．着衣の調節（多い場合は脱がせる，ゆるめる），寒がっているようであれば，身体が冷えないようにかけものをかける．吐くことも考えて，ビニール袋やガーグルベースンを準備する．母親の不安や希望などについて話を聞く．会話から母親の理解力，子どもとのコミュニケーションのとり方など，育児についても情報収集をする．観察し，飲食については診察後にするように説明する． ＊最後に，小児の観察のときには，妊娠・出産時のエピソード，成長発達についても考慮すること，保護者とコミュニケーションを図り情報をとること，最新のガイドラインを参考にすること，バイタルサインの正常値については，成人と異なるので，基準と比べることなどを強調してまとめる．	3人目のシミュレーション後